MANUEL

DU

BAIGNEUR A PLOMBIÈRES

PAR VINCENT DUVAL,

Docteur en médecine, lauréat de l'Académie des sciences (Institut national), ex-médecin-inspecteur des eaux minérales de Plombières ; médecin chargé, depuis 1831, des traitements orthopédiques des hôpitaux civils de Paris ; directeur de l'établissement orthopédique rue Basse-Saint-Pierre-Chaillot, 42 ; membre de plusieurs sociétés savantes, etc., etc.

PARIS

CHEZ J.-B. BAILLIÈRE, LIBRAIRE,

RUE DE L'ÉCOLE-DE-MÉDECINE, 17 ;

A PLOMBIÈRES, CHEZ BLAISE, LIBRAIRE.

—

1850

Paris. — Imprim. de Guiraudet et Jouaust, rue S.-Honoré, 315,

Deux mots de réponse

A M. TURCK.

———

M. Léopold Turck , docteur en médecine , et membre , à ce qu'il paraît , d'un grand nombre de Sociétés scientifiques françaises et étrangères , vient de publier quelque chose ayant pour titre : *L'Arsenic dans l'eau thermale de Plombières*. « J'ai dû », dit-il à la première page de ce factum , « ajouter à mon »ouvrage sur les eaux de Plombières les pages qu'on »va lire. » Nous avons obéi à l'injonction passablement fière de M. le docteur Turck , *et nous avons lu* les pages en question.

Nous avions cru , c'est notre devoir de le dire , à un travail sérieux , puisqu'il s'agissait du supplément à la quatrième édition d'un livre sur les eaux , ouvrage lourd au moins , sinon remarquable, abondant en erreurs banales , en hypothèses réprouvées. mais abondant, après tout.

Au lieu de cela, qu'avons-nous vu dans le prétendu supplément de M. Turck ? Rien qu'un prétexte à des personnalités plus ou moins directes, qu'un tissu mal habile d'insinuations malveillantes, frisant à tout bout de phrase l'arrogance et l'injure, grossier même quelquefois, et tout à fait indigne d'un médecin qui se respecte.

Amené, par les faits de ce singulier Mémoire, à le discuter en partie, nous ne suivrons pas l'auteur sur le terrain qu'il lui a plu de choisir : nous n'avons point de tels goûts ; et M. Turck, dont l'ironie rend hommage à notre bienveillance, nous permettra de comprendre autrement que lui ce que l'honneur de la science et la dignité de la profession peuvent gagner ou perdre au frottement des incriminations et des invectives. Nous nous bornerons donc à répondre au seul grief qui nous intéresse réellement, comme médecin et comme homme ; à savoir, la découverte usurpée et l'appréciation suspecte de l'arsenic dans les eaux de Plombières.

M. Turck voudrait faire de nous un inhabile médecin en hydrologie médicale, parce que, le 7 et le 9 juillet 1848, ayant pris des bains de deux heures et bu pendant le bain cinq ou six verres d'eau thermale, il nous est arrivé de penser, sur l'observation de certains phénomènes, que l'eau dont nous faisions ainsi double usage devait contenir un principe inconnu ou méconnu jusque alors, et que ce principe pouvait être l'arsenic (1). M. Turck est, en vérité, déplacé dans la médecine : sa vocation était le réquisitoire. Mais pourquoi cette indignation profonde ? Quel tort notre audacieuse supposition aurait-elle fait à la société et même à M. Turck ? Ne serait-ce point que de cette découverte inopinée de l'arsenic dans les eaux de Plombières nous avons su tirer des conséquences thérapeutiques d'une importance très grande, peut-être, pour l'avenir et l'utilité de ces eaux ? Notre accusateur public a bien voulu donner au monde, en 1847, la quatrième édition de son livre sur Plom- bières ! Il y avait alors sept ou huit ans que l'on con- naissait les expériences de M. Tripier ; celles de M. Walchner dataient de 1846 tout au moins ; et , cependant, M. Turck, ce médecin si savant, si sa- gace, ce maître en chimie hydrologique, ne dit rien de l'arsenic dans son livre de 1847. C'est évidem- ment qu'il n'en avait pas trouvé à Plombières, et puisqu'il n'en avait pas trouvé, c'est qu'il n'y en avait pas. Comment oser supposer autre chose ? Ce fut là, certes, un grand malheur ; car il est impossible d'as- signer aujourd'hui une limite aux merveilles qu'un esprit si vaste aurait fait jaillir de sa trouvaille, si sa

______

(1) Voir notre *Manuel du Baigneur aux Eaux minérales de Plombières*, pages 22, 25 et suiv.

trouvaille avait pu être. L'équilibre scientifique eût été déplacé à coup sûr ; la Lorraine, la France, le monde entier eussent à l'envi tressé des couronnes !... Ce que M. Turck n'a pas su voir, nous l'avons vu ; ce qu'il n'a pas su faire, nous l'avons fait ; et les savants de la force de M. Turck ne pardonnent point de telles infortunes. Avoir passé les yeux clos parmi des choses si simples ! Avoir oublié, profond comme on l'est dans la science hydrologique, que l'arsenic flottait, suspendu et visible à l'analyse, dans les eaux salines d'Afrique, dans les eaux ferrugineuses d'Allemagne, dans beaucoup d'eaux alcalines de France, et n'avoir pu conséquemment en conclure, par une analogie d'écolier, que ce minéral avait la même raison d'être au sein des eaux spéciales dont on s'occupait ! Reste une ressource en pareil cas ; nier, ou tout au moins accuser les gens de plagiat. Il y aurait bien encore un parti à prendre, ce serait d'avouer loyalement sa myopie ou son impuissance. M. Turck a préféré la première solution.

Il nous accuse de plagiat, notre digne confrère, tout en reconnaissant, au surplus, que nous n'avons pas pris grand'chose, car les eaux de Plombières, si arsenic il y a, en contiennent si peu, qu'il ne l'a jamais vu. Un plagiat pour le plaisir, un plagiat véniel ! Cependant, dit-il, après notre retour à Paris, en

1848, ayant pris connaissance du travail de MM. Chevalier et Gobley, nous aurions dû prendre une position plus modeste, et ne pas nous approprier la découverte d'autrui. Ceci prouve tout simplement que M. Turck n'a pas même lu ce qu'il critique. Il n'est pas le seul, par malheur, qui fasse son état ainsi. A la page **23** de notre Manuel, en effet, après avoir raconté comment nous avions été personnellement amené à soupçonner la présence de l'arsenic dans les eaux de Plombières, nous mettions en note ceci : « Nous
» nous souvenions alors que ce corps avait été trouvé
» en **1840**, en Afrique, par M. Tripier, pharmacien
» major, dans les eaux minérales d'Hommés-Kou-
» tin, etc. Depuis notre retour à Paris, à la fin de
» septembre, nous avons appris que plusieurs sa-
» vants, et entre autres M. Walchner, avaient con-
» staté la présence de ce corps dans un grand nombre
» d'eaux minérales, et même que M. Chevalier en
» avait constaté la présence dans le résidu d'une
» bouteille d'eau de Plombières qu'il avait prise au
» dépôt de Paris. »

De quoi donc, à notre tour, n'aurions-nous pas le droit d'accuser M. Turck, si empressé, quand la découverte qu'il conteste lui avait échappé, de s'en ressaisir à toute force, jusqu'au point d'en remplir la brochure polyglotte et courroucée à laquelle il nous faut répondre?

Le savant médecin de Plombières nous chicane grandement à propos du procédé que nous avons suivi, MM. Gentilhomme, Résal, Hutin, Marchand et nous, pour constater l'existence de l'arsenic dans nos eaux. Nous aurions, selon lui, fort mal opéré; et, là dessus, de se livrer à des considérations creuses tout empreintes des préjugés respectables du premier âge de la chimie. On ne discute plus des raisons comme celles qu'il donne. Aussi n'opposons-nous à cette logomachie qu'une chose : c'est que nous tenons pour bon le procédé que l'on blâme (1) ; ce n'est pas notre faute si M. Turck, et les autres savants qui l'assistaient dans ses expériences, n'ont point su, mieux que lui, voir l'arsenic où il était.

Nous croyons avoir trouvé une autre raison encore d'expliquer la vertueuse colère de M. Turck à notre endroit : nous nous sommes pressé, *infandum!* d'indiquer le mode d'action de l'arsenic sur l'homme, et d'en faire le principal élément d'activité des eaux minérales de Plombières ; bien plus, nous avons audacieusement tenté de donner l'explicatio

---

(1) Voir notre *Manuel*, pages 24, 25 et 26.

des cures nombreuses obtenues chaque jour par l'emploi de ces eaux, sans nous aller jeter dans les théories iatro-chimiques et iatro-physiques que chérit **M. Turck**, théories bizarres, renouvelées de Paracelse, de Silvius, et rejetées comme absurdes depuis long-temps par les vrais cliniciens au courant de l'état de la science.

Voici, comme curiosité, un échantillon de la façon dont lui, **M. Turck**, explique le mode d'action de l'arsenic :

« Si les préparations arsenicales, dit-il, sont don-
» nées à l'intérieur, et elles ne doivent l'être qu'à des
» doses bien petites ! ! ! ou si, appliquées sur la peau,
» en bains ou en frictions, elles sont absorbées et
» passent dans le sang ; que ce dernier contienne,
» avec la masse des humeurs d'où il sort et qu'il re-
» produit sans cesse, des parties empoisonnées par
» des miasmes et qui paraissent se conduire dans les
» corps vivants d'une manière analogue à celle des
» ferments, l'arsenic, en formant avec elles des com-
» binaisons insolubles, leur ôte toute action nuisible ;
» c'est de cette manière qu'il agit sans doute quand
» il guérit les fièvres paludéennes et autres à type
» intermittent ou rémittent. C'est encore en se com-
» binant avec le venin des serpents qu'il en neutra-
» lise les formidables effets, etc. »

C'est ainsi que le Sylvius des eaux de Plombières traite, en 1850, la question de l'action des minéraux sur l'organisme animal. Il pense même que les heureux effets obtenus par l'arsenic dans les affections des voies aériennes, avec expectoration purulente, sont dus à sa combinaison avec le pus répandu dans l'économie, ce qui empêche l'infection, etc. Il en résulte que M. Turck fait de notre corps une espèce de cornue inerte, dans laquelle s'opèrent à loisir des mélanges, des combinaisons chimiques dont les laboratoires sont la fidèle image. Hélas, nous le répétons, M. Turck en est encore aux hypothèses surannées des vieux poètes de la médecine, et ne se doute pas le moins du monde de l'action dynamique des médicaments sur les organes vivants! Que faire à cela, et pourquoi ébranlerions-nous ce médecin dans sa croyance que l'arsenic agit *en formant* des combinaisons insolubles avec les miasmes qui se condensent dans les corps vivants à l'instar des ferments, etc. ? Libre à lui! que nous importe? Nous sommes loin d'y mettre le moindre orgueil, mais M. Turck aurait pu lire toutefois avec plus d'attention ce que nous avons dit des eaux de Plombières. Il y eût trouvé, nous le croyons, la manière dont l'arsenic se comporte dans l'économie humaine, considéré surtout comme principal agent minéralisateur de ces eaux (1).

Venons enfin au chef d'accusation qui, parmi ceux dont M. Turck nous accable, a droit au plus haut degré de froisser notre amour-propre. Nous avons dit qu'après un bain d'eau thermale prolongé pendant deux heures, nous nous étions aperçu sur nous-même d'un abaissement du pouls de douze pulsations environ par minute. Notre docte juge en conclut que nous en sommes encore à connaître l'effet le plus ordinaire du *bain tiède ordinaire*. Et là-dessus des citations latines à faire tressaillir toute la médecine du temps de Louis XIV. Cependant M. Turck nous accorde d'être médecin, et le reproche n'en est que plus dur, puisqu'il sert à l'ex-législateur de triomphant prétexte pour courir une poste en faveur du concours, seul moyen d'arriver aux places qu'on devrait souffrir selon lui. Eh! que vous avez hautement raison, M. Turck, et que nous sommes sûr que le concours nous délivrerait d'un tas d'hommes à la tête farcie d'idées fausses et saugrenues pour avoir appris la médecine dans de vieux livres!

Pour en revenir à notre ignorance des premiers effets du bain simple, comment se fait-il que M. Turck

---

(1) Voir notre *Manuel*, pages 27, 28, 29, et 56, 57 et suiv.

ne se soit pas aperçu qu'il commettait une hérésie énorme en comparant le bain d'eau de Plombières au bain simple? Peu ou beaucoup, c'est reconnu même de lui, l'eau minérale de Plombières renferme de l'arsenic, et ce corps, de l'aveu propre de M. Turck, augmente beaucoup l'action médicale des eaux qui le contiennent. M. Turck prétend même qu'*il excite et tonifie l'économie entière!* Qu'il nous explique donc comment il a pu de bonne foi écrire ceci, que les phénomènes d'abaissement du pouls observés par nous n'avaient rien de médical, et résultaient tout simplement de la température de l'eau?

M. Turck ne sait pas comment les eaux de Plombières agissent, et connaît encore moins l'effet de l'arsenic sur l'économie; ou bien il nous a taxé d'ignorance sachant le contraire de ce qu'il disait, afin de nous rendre, nous et notre Manuel, suspects et ridicules aux baigneurs. Qu'il choisisse entre n'avoir point de science en hydrologie médicale et n'avoir point de loyauté! C'est notre dernier mot, à nous, qui n'avons pas la prétention de lui apprendre que l'abaissement du pouls dans le bain tiède simple est de deux à quatre pulsations seulement.

V. D.

AVANT-PROPOS.

Le but principal de cette brochure est de présenter un aperçu de mes idées sur les propriétés médicinales des eaux minérales de Plombières. C'est par le résumé des observations que j'ai recueillies à l'hôpital et en ville, pendant la saison thermale de 1848, que j'ai pu me former une opinion, que je crois exacte, sur l'action thérapeutique de ces eaux.

Plombières, dans le cours de la saison thermale de 1848, a été visité par six cent soixante et quelques baigneurs riches ou pauvres. C'est à peu près un tiers des bonnes années ordinaires. Sur ce nombre j'ai pu diagnostiquer les affections de 474 malades. Pour les autres cela m'a été impossible, car je n'étais pas à Plombières au commencement de la saison thermale; d'ailleurs un certain nombre de malades ont l'habitude de se présenter aux eaux comme *baigneurs amateurs*, afin de n'avoir pas de médecin à consulter. Nous pouvons assurer, à ce propos, que la plupart de ces amateurs prétendus tirent peu d'avantages de leur traitement thermal, bien heureux s'ils ne quittent pas les bains plus malades qu'ils n'y sont venus.

Voici comme se sont réparties les maladies que j'ai eu occasion d'observer : gastrites et gastro-entérites 103, dont 52 hommes et 51 femmes ; gastralgies et gastro-entéralgies 36, dont 22 hommes et 14 femmes ; rhumatismes musculaires, articulaires goutteux, et goutte, 91, dont 58 hommes et 33 femmes ; affections des centres nerveux, ramollissement du cerveau, de la moelle épinière, apoplexie, paralysie, sciatique, 44, dont 28 hommes et 16 femmes ; subinflammations des articulations, coxalgies, tumeurs blanches, gibbosités, 24 ; aménorrhées et chlorose 18 ; entorses anciennes 17 anciennes fractures douloureuses 13 ; maladie de l'utérus 15 ; hyperthrophies du cœur et endocardites 12 ; cistites chroniques 19 ; gonorrhées anciennes 11 ; affections syphilitiques 20

affections scrofuleuses et cutanées 22 ; hépatites chroniques 15 ; quelques fièvres intermittentes rebelles à tout traitement, etc.

Je dois mentionner ici les ouvrages que j'ai
mis à contribution pour élucider mon travail.
En première ligne je placerai les *Annales de
thérapeutique et des eaux minérales* , de M. le
docteur Rognetta ; le *Guide des eaux minérales*,
de M. le docteur Isidore Bourdon ; la *Disserta-
tion sur les eaux minérales de Plombières* , par
M. le docteur Jacquot, etc.

Dans cet aperçu j'ai eu principalement à indiquer la découverte de l'arsenic, faite par
moi, avec le concours bienveillant de MM.
Gentilhomme et Résal. Je regarde une telle découverte comme immense pour l'établissement
thermal de Plombières, le corps dont il s'agit
étant l'agent le plus actif de ces eaux, au
point de vue thérapeutique.

On nous apprend qu'un médecin, auteur
d'un petit ouvrage sur les eaux de Plombières,
vient de publier une nouvelle édition de ce livre, et qu'il ne nous y rend pas la justice qui
nous est due, quant à l'importante découverte

dont nous parlons. Selon lui nous aurions tout simplement assisté aux expériences faites, au lieu de les avoir provoquées. Nous avons peine à croire ce déni de justice et de vérité, et plus de peine encore à en soupçonner le motif. Au reste, n'ayant pas lu l'ouvrage, il nous serait difficile de le juger; quand il nous tombera dans les mains, nous verrons à nous assurer du fait.

CONSIDÉRATIONS

THÉORIQUES ET PRATIQUES

SUR LES

EAUX MINÉRALES

DE PLOMBIÈRES.

CHAPITRE Ier.

La Villa.

§ 1.—Ces eaux, célèbres à tant de titres, sont ainsi nommées d'après l'antique croyance qu'elles contenaient du plomb. On les trouve anciennement désignées sous les noms suivants : *Eaux-Plombées, Plomber, Aquæ-Plumbariæ.* Dans un langage plus vulgaire, et par corruption, on en a fait *plommeires, plumières, bains plumiers* ; enfin les gens du pays, en leur patois, les nomment encore aujourd'hui *piommeires*, en changeant l'*l* en *i*, comme ils disent *piom* au lieu de *plomb*. C'est seulement, au reste, vers la fin du XVIᵉ siècle que les auteurs ont définitivement adopté *Plombières* pour désignation propre de ces eaux minérales et de la localité qui les renferme. L'origine des bains de Plombières est bien controversée. Suivant Dom Calmet, plusieurs historiens la feraient remonter à Aëtius, patrice des Gaules. Jules César, dit-il, fit travailler ses soldats à isoler les eaux chaudes qui se perdaient dans le torrent de l'*Eau-gronne*. La tradition, dans ses données plus naïves que variées, rapporte ce fait, commun à tant d'eaux thermales : des Romains chassant l'hiver par un froid rigoureux, dans les environs du lieu qu'on nomme aujourd'hui Plombières, s'aperçurent qu'un de leurs chiens avait le corps tout mouillé et fumant de chaleur. Voulant connaître la cause d'un tel phénomène, ils revinrent sur les traces de l'animal en se faisant suivre par lui, et le virent se baigner de nouveau dans une source d'eau chaude, ce qui les surprit beaucoup, à *cause de la rigueur de la saison*. Ainsi, d'après cette tradition, ce serait à un chien que l'on devrait la découverte de la source du *Chêne* (ou du chien?), maintenant connue sous le nom de source du *Cru-*

cifix. Une fois cette source trouvée, les autres durent bientôt l'être.

Demengeon se demande si , en admettant la découverte de la première source de Plombières par un chien, ce chien, au lieu d'avoir appartenu à des chasseurs romains, n'aurait pas plutôt accompagné des chasseurs de Charlemagne. L'histoire prétend que cet empereur avait l'habitude de venir dans les Vosges aux fêtes de Noël, avec sa famille, pour y chasser, en faisant plusieurs stations dans le pays , et surtout à Remiremont, où il avait une maison de plaisance. Ceci reporterait l'origine des bains de Plombières au commencement du IXe siècle.

Nous sommes d'avis de tenir cette dernière manière de voir pour une pure hypothèse ; car, selon tous les bons auteurs qui ont écrit sur les eaux minérales de Plombières, l'origine, la célébrité même de ces eaux, datent de temps immémorial. On trouve dans Vasschourg, *Histoire de la Gaule belgique,* cité par dom Calmet, qu'Ambron, l'aîné des fils de Clodion le Chevelu, fit rebâtir les bains de Plombiers dans le Ve siècle ; or , si ces bains n'avaient pas déjà existé, cût-il été question de leur restauration ? Antoine Coignard (1) , médecin ordinaire

______

(1) *Entier discours de la vertu et propriété des bains de Plombières ,* 1681.

de Charles **III** , duc de Lorraine, cite également Vassebourg comme l'auteur des plus anciens renseignements sur les eaux de Plombières. Voici ce qu'il en dit : « Or, ce que j'ay peu apprendre de
» la plus longue et chenue antiquité des bains de
» Plombières , est que l'aisné de Clodion-le-Che-
» velu, nommé Ambron, ou, selon d'autres, Au-
» bron, pendant le séiour ordinaire qu'il faisoit en
» la forest des Ardennes (où il feit édifier plusieurs
» temples à l'honneur de ses dieux payens et ima-
» ginaires, et anciens chasteaux comme Namur, le
» chasteau Sanson et autres), faisant quelquefois
» autres demeures vers les montz alsatiques , fit
» rebastir la cité de Strasbourg qui estoit toute des-
« truite, fit faire le chasteau de Tulle, Epinal,
» Marsaut, et entre autres choses dignes de mé-
» moire et d'honneur , fit réédiffier les *bains de*
» *Plombières.* Voilà, lecteur aimable , les plus an-
» ciens titre et mémoire que j'ay peu rencontre
» en lisant (curieusement toutesfois) les antiquitez;
» sur quoy je supplie un chacun de repenser u
» peu sur ce mot de *réédiffier* pour en tire
» une conséquence très asseurée, que puisque pa
» long laps de temps les bains estoient démolis, qu
» la mémoire en est fort ancienne, car cette réed
» dification faicte par le dit prince Ambron est d

» l'an de grâce 484, au rapport et calcul de Baldui-
» nus-Richard, de Vassebourg, en les *Antiquitez*
» *de la Gaule belgique*, et autres plusieurs.......
» Que lesdits bains de Plombières aient esté au-
» tresfois en quelque grande recommandation, ap-
» pert par la grande despense qu'hom y a employé
» en les bastissant premièrement, et depuis rebas-
« tissant, car l'ouvrage si industrieusement faict
» par belles et grandes pierres bien polies, pro-
» portionnées et cimentées à l'antique, tant pro-
» prement que le bassin ores creuassé qu'il soit
» en beaucoup d'endroitz, si tient-il l'eau toute
» chaude, subtile et pénétrante qu'elle est, telle-
» ment qu'il ne s'en dépérit aucunement qu'hom
» puisse apercevoir; tant et tant est bien élaboré
» le ciment qui faict la liaison par dedans et par
» dessous dudit bain, si bien liez et capable qu'il
» peut tenir à l'aize environ 500 personnes, et crois
» que c'est œuure d'ingénieurs romains qui avoient
» pour lors une façon de bastir et cimenter fort
» braue et subtile et de durée quasi perpétuelle,
» comme se voit encore en leurs hippodromes,
» arènes, colysée, place d'Ancône, Sainte-Marie
» rotonde, thermes de Dioclétien et autres ruines,
» tant à Rome qu'ailleurs. »

Il est présumable que les bains de Plombières

furent dévastés par les Francs, les Visigoths, les Vandales et autres, dans le commencement du IVe siècle, lorsque ces peuplades fondirent sur les Gaules; et ce fut probablement après ces dévastations que les premiers, ayant proclamé roi Pharamond, leur chef, s'établirent d'une manière définitive sur les bords de la Meuse et de la Moselle. Il n'y aurait, d'après cela, rien de surprenant que la restauration, la réédification des bains qui nous occupent eussent eu lieu sous le petit-fils de ce prince, Ambron, fils de Clodion le Chevelu.

Il paraît donc bien établi, sur ce que nous venons de dire, et conformément au sentiment des auteurs, que la fondation des bains de Plombières doit être attribuée aux Romains. La grandeur et la la solidité significatives des constructions que l'on retrouve encore aux environs des sources thermales en font foi. On lit dans le poëme latin de Camerarius, écrivain du XVIe siècle, que de son temps il existait à Plombières un bain, désigné par lui sous le nom de *lac*, circonscrit par un mur de 400 pas, et qui pouvait contenir 500 baigneurs à la fois. Dom Calmet, si bon à citer, dit que les bains de Plombières sont très anciens; qu'on a trouvé, en les réparant, une inscription portant qu'ils furent rétablis par l'empereur Auguste; la voici : *Thermæ plumberianæ ab Augusto Cæsare restitutæ.* Cette inscription indiquerait donc qu'ils sont antérieurs aux Romains de l'empire. On trouve dans les ouvrages de Rouveroy, de Martinet, de Grosjean, qu'en faisant des réparations dans les bains de Plombières, ceux qui creusaient trouvèrent une plaque de cuivre avec une inscription en l'honneur de Neptune, et des médailles aux effigies de César Auguste, de Néron, de Vespasien et autres empereurs. C'est à peu près là tout ce que nous avons pu apprendre des antiquités de Plombières. Nous allons maintenant dire quelques mots de la ville et de ses environs.

La petite ville de Plombières, qui doit, c'est évident, son nom à ses eaux, et possède à peu près 1,500 habitants, est située dans une vallée étroite, sinueuse, profonde, sur la limite méridionale du département des Vosges, dans l'arrondissement de Remiremont. Son élévation au dessus du niveau de la mer est de 444 mètres. Le centre de la ville est bâti sur le torrent de l'Eaugronne, dont la direction va de l'est à l'ouest. Ce torrent, qui traverse toute la ville, devient souvent impétueux quand il est grossi par les pluies, et a causé de fréquentes inondations, notamment celle de 1770, si bien décrite par le bénédictin dom Pierre Tailly (*Lettres vosgiennes*, 1789).

On peut arriver à Plombières par quatre routes différentes : par la route d'Epinal, c'est celle de Paris par Nancy ; par celle de Remiremont ou la route de l'Alsace ; par la route de Luxeuil, venant de Vesoul et de Besançon ; enfin, par celle de Saint-Loup, terminée depuis peu de temps, et qui abrégerait de beaucoup le trajet de Paris à Plombières si elle était servie par des voitures publiques.

Cette petite ville, fort propre, et d'un aspect très agréable quoique irrégulier, s'abrite, comme nous l'avons dit, aux flancs d'une fraîche vallée que resserrent deux montagnes couvertes d'arbres et de prairies arrosées par de nombreux ruisseaux. Elle se compose d'une rue principale, dite aujourd'hui la rue Nationale, large au milieu, étroite aux deux bouts, dans laquelle se trouvent les bains, et à leur proximité les maisons habitées par les baigneurs riches. Deux autres rues, partant de celle-ci, montent par une pente douce sur le revers des deux montagnes qui dominent la ville ; à l'une commence la route d'Epinal, à l'autre la route de Luxeuil. Ces deux rues, en se réunissant sur le pont bâti au dessus du bain des Dames, forment comme un rempart en fer à cheval qui surmonte les établissements thermaux. A l'est, au dehors de la partie de la ville que nous venons de désigner, sont : l'hôpital, l'église, les auberges et quelques maisons de logeurs et d'ouvriers. Plus loin, toujours à l'est, sur la route de Remiremont et de la promenade des Dames, on voit d'autres jolies habitations, la mairie, les écoles, plusieurs petits hôtels. A la descente de la route d'Epinal ou du nord, se dessine une ligne de maisons de près d'un kilomètre de longueur, presque toutes adossées à la montagne ; c'est à proprement dire le quartier des ouvriers, des auberges. D'autres logements propres, mais modestes, attendent encore le voyageur au bas de la route du midi ou de Luxeuil, à partir de la caserne de la gendarmerie. Enfin, à l'extrémité de la rue de la Préfecture, continuation de la rue Nationale, près d'une petite promenade couverte de beaux arbres, on trouve la poste aux chevaux. Toutes ces rues, pavées en grès comme à Paris, et bordées de trottoirs à larges dalles, sont toujours très propres et fort commodes pour la promenade.

§ 2. — Les baigneurs trouvent facilement à se loger à Plombières, car, ainsi que c'est l'habitude dans les villes thermales, presque tous les habitants ont des appartements disposés pour recevoir les étrangers. Il y a, au reste, deux beaux hôtels où les baigneurs peuvent demeurer jusqu'au moment où ils ont fait choix d'un logement ; c'est la *Tête-d'or* au bas de la route d'Epinal, vis-à-vis l'hôpital et l'église ; et l'hôtel de l'*Ours*, au bas de la route de Luxeuil.

A Plombières, les arrangements se prennent à tant par jour, ou bien pour une saison de 21 jours, car c'est là le temps le plus ordinaire du séjour aux eaux, à moins que les malades n'aient besoin de doubler ou de tripler la saison, dans l'attente d'obtenir une cure plus complète. En arrivant on voit tout de suite où se caser, les habitants ayant l'habitude de tenir fermés les volets ou les persiennes des appartements non occupés. Le prix des logements, même dans le plus riche quartier de la ville et les plus belles maisons, est toujours modéré. On a une chambre proprement meublée, avec le déjeûner et le dîner, pour cinq, six, huit francs par jour. Quelques appartements, très élégamment meublés, composés de plusieurs pièces, font cependant exception. Les baigneurs peu fortunés peuvent trouver, dans les faubourgs, des pensions au prix de 2 et 3 francs par jour, et n'ont qu'à s'y louer des soins et de la nourriture. Dans ces différents prix ne sont pas compris le vin ni les bains. Nous devons dire ici qu'un arrangement convenu à tant par jour, sans autre explication, est supposé pris pour une saison. On fait volontiers, au reste, son bail le plus long possible avec ses hôtes, ceux-ci étant pour la plupart très prévenants, très honnêtes pour leurs pensionnaires, lesquels en revanche n'oublient pas ordinairement les bons soins qu'ils en ont reçus, quand eux ou leurs amis reviennent une autre année prendre des bains. Le service des appartements est fait par des jeunes filles ou des femmes, et partout avec une attention extrême. Lorsque les baigneurs ont arrêté leur logement, il leur faut ensuite s'adresser à un médecin, afin de diriger l'usage qu'ils doivent faire des eaux et souvent d'en aider l'effet par quelques moyens auxiliaires. A ce sujet, nous pensons, et nous en avons l'expérience, que les malades envoyés aux eaux devraient toujours y arriver porteurs d'une note de leur médecin ordinaire, relatant, avec les détails convenables, leur maladie et le traitement qu'ils ont suivi jusque là. Cette note serait d'un grand secours au médecin qu'ils chargeraient de diriger leur traitement thermal. Nous croyons aussi qu'il serait utile, quand cela se pourrait, de les adresser d'avance et nominalement à un médecin désigné, afin de les soustraire aux importunités ignorantes, ou aux cabales intéressées de certains logeurs, qui trop communément n'agissent et ne les renseignent que par des motifs de prédilection ou de profit personnels.

§ 3. — Avant de prendre le premier bain ou bain de propreté, le malade devra, pour se baigner dans les piscines ou les baignoires du pourtour de ces bains, se munir d'une longue chemise de flanelle ou de toile grise, qui ne dessine pas trop les formes, et descendant du cou jusqu'aux pieds. Grâce à ce vêtement, les hommes et les femmes peuvent sans difficulté se baigner dans les mêmes eaux, à côté les uns des autres, n'étant séparés que par une traverse en pierre élevée d'environ un pied au dessus du bain. Autour des piscines du bain Tempéré et du bain National, sont des baignoires qui servent également à tout le monde sans distinction de sexe ; il va sans dire que la chemise longue y est exigée. C'est seulement depuis une trentaine d'années que les piscines possèdent une séparation en pierre. Avant cette époque, on voyait dans le même bassin les hommes et les femmes, de graves magistrats, des prêtres, des jeunes filles, des religieuses, comme cela se pratique encore à Bains. Aujourd'hui, d'une part, la décence est mieux observée, et le progrès médical est allé jusqu'à empêcher les malades atteints d'affection de peau, de plaies, ou même ayant des cautères ou des vésicatoires, de se baigner dans les piscines. C'est seulement aussi depuis quelques années que le service des bains est partagé entre les deux sexes. Ce ne sont plus uniquement, comme autrefois, les servantes des logeurs qui placent les peignoirs sur le dos des baigneurs à leur sortie du bain ; des garçons de service sont aujourd'hui chargés de ce soin pour les hommes, et des filles pour les femmes. Le linge avec lequel les malades sont essuyés est chauffé préalablement dans des chauffoirs placés à côté des vestiaires. On n'y songeait pas autrefois. Après que les malades sont sortis du bain, essuyés et habillés, ils regagnent leur domicile à pied, ou portés dans des chaises à porteurs. Cette précaution est toujours employée pour les malades qui sortent des étuves ; on évite ainsi les catarrhes pulmonaires, et les refroidissements si pernicieux quand la peau est rouge et couverte de sueur.

Plombières possède, entre autres édifices, une assez belle église, dont le digne curé, vénéré dans tout le pays, se recommande autant par sa solide instruction que par son inépuisable bienfaisance. A côté se trouve l'hôpital, qui contient vingt-quatre lits pour les indigents des quatre départements composant l'ancienne principauté de Lorraine et de Bar ; ces hôtes de la charité sont renouvelés tous les vingt-et-un jours. Les salles qu'on leur a données pour dortoirs sont grandes, bien aérées, et admirablement appropriées à leur destination. Outre ces salles, il y a encore quelques pièces pour recevoir des pensionnaires. Les malades y sont en général bien soignés. La maison est desservie par des sœurs de charité, dont le zèle égale la piété et la bienfaisance.

Après l'église et l'hôpital, en laissant de côté les établissements thermaux, les édifices les plus importants sont : le bâtiment des Arcades, sous lesquelles les baigneurs peuvent se promener en cas de mauvais temps ; le bâtiment de la Préfecture, qui sert de maison de campagne au préfet des Vosges. Quant aux promenades proprement dites, elles sont si multipliées et si belles, qu'un malade qui resterait deux saisons à Plombières pourrait tous les jours varier sa course et changer son but. Il est fâcheux que jusqu'ici on n'ait pas mieux fait connaître, aux Parisiens surtout, ces arbitres de la mode et de la vogue, les délicieux sites et les paysages enchantés au milieu desquels coulent les salubres eaux que nous avons à décrire. Nulle part la nature bienfaisante n'a donné si belle parure à la santé. Espérons que bientôt quelque plume reconnaissante saura réparer l'oubli que nous signalons.

CHAPITRE II.

Propriétés physiques et chimiques des eaux de Plombières.

Les eaux de Plombières peuvent être divisées en trois classes, en froides, tièdes, et chaudes. Toutes sont d'une grande limpidité, inodores, insapides, à l'exception de la source ferrugineuse, laquelle a un goût d'encre très prononcé et, quelques jours après avoir été puisée, exhale une odeur sulfureuse et se couvre d'une pellicule irisée. Toutes aussi, tièdes, chaudes ou froides, sont onctueuses au toucher, ce qu'elles doivent à la barégine ou glairine qu'elles contiennent et à la soude qui les minéralise.

Les sources thermales, dont la température est de 24 à 56 degrés Réaumur, suivant les sources où on les puise, sont très nombreuses et peuvent fournir une assez grande quantité d'eau pour alimenter les bains en exercice maintenant, en y ajoutant toutefois de l'eau savonneuse pour les refroidir, ce qui est un grave inconvénient, cette eau additionnelle ne contenant qu'à peine la moitié des principes minéralisateurs des sources thermales. Il vaudrait certainement beaucoup mieux avoir un bassin ou réservoir de rafraîchissement, afin que les bains fussent servis par de l'eau thermale seulement, ce qui rendrait leur action plus énergique. Cela serait très facile, puisqu'on peut établir que les deux tiers au moins des eaux chaudes ne sont pas recueillies. Nous reviendrons plus loin sur ce sujet, quand nous entrerons dans le détail des sources thermales.

L'analyse chimique des eaux minérales de Plombières n'a été tentée pour la première fois avec fruit que par Nicolas, médecin-chimiste de Nancy, en 1778, et surtout en 1802 par Vauquelin. Avant ces savants, les auteurs qui avaient écrit sur les eaux de Plombières, imbus des idées anciennes, les avaient toujours regardées comme contenant du plomb, du soufre, de l'alun, et quelques uns même du nitre. Ces idées sur la composition chimique des eaux étaient corroborées par l'espèce des maladies que les eaux guérissaient. Ainsi Fuschsius, médecin allemand (1550), dit que les bains de Plombières, en Lorraine, sont composés d'une mixtion de plomb, de soufre et d'alun; que cette *eau guérit les chancres, les ulcères malins qui mangent jusqu'aux os, les fistules, la ladrerie et tous les vices de la peau,* etc. Guintherins Andernacus (1565) pense, comme Fuschsius, qu'elles contiennent du plomb, du soufre et de l'alun, et qu'elles guérissent les

maladies des reins, de la vessie, les fièvres invétérées, les flueurs blanches des femmes, qu'elles pro-
voquent les règles, qu'elles sont fort utiles aux
femmes qui sont stériles. Mais c'est principalement,
continue Guintherius, pour les membres perclus,
contus, pour les ulcères malins, pour les chancres
phagédéniques, les fistules, l'éléphantiasis récent
et tous les vices de la peau, qu'elles sont efficaces.

Beaucoup d'auteurs encore, en parlant de ces
eaux, ont admis les mêmes principes minéralisateurs et leur ont attribué les mêmes propriétés
médicales. Nous citerons, entre autres, Gallus
Etcheurentter, Philippus Grulingius, Martinus
Rulandus, etc., etc. Thurneissen (1612) est allé
jusqu'à assigner les proportions des corps prétendus constitutifs de l'eau de Plombières; ainsi, d'a-
près son analyse, cette eau contient 5 parties de
plomb, 2 de soufre, 1 d'alun, 2 de sel de nitre, et
14 d'eau pure.

Jean Lebon, médecin du cardinal de Lorraine,
avait essayé déjà (1576) une analyse de l'eau qui
nous occupe. Il en fit distiller, dit-il, pendant un
jour et une nuit, conjointement avec Richard, maître apothicaire, et Loubert, célèbre chimiste de ce
temps. Ils ne trouvèrent dans leur expérience qu'un
résidu semblable à de la céruse. On voit par cette

comparaison combien l'opinion reçue que les eaux de Plombières contenaient la raison de leur baptême avait d'influence sur les meilleurs esprits.

Enfin en 1706, Titot, médecin de Montbéliard, tenta une analyse chimique des eaux de Plombières fondée sur la distillation, l'évaporation et l'emploi de quelques réactifs. Il déclara n'avoir pu trouver de substances ni métalliques ni sulfureuses, mais du sel gemme et des substances subtiles, alcalines, volatiles, etc.

On peut dire, en conséquence, que c'est Titot qui le premier a détruit l'antique préjugé de la composition apocryphe des eaux de Plombières. Venons maintenant aux analyses de Nicolas et du célèbre Vauquelin.

Nicolas (1778) trouva que vingt pintes d'eau du *Grand Bain* (bain Romain) évaporées donnaient 115 grains ou 5 grains 3/4 par pinte de résidu, tandis que la même quantité d'eau du Crucifix donnait un résidu pesant 110 grains ou 5 grains 1/2 par pinte. 20 pintes d'eau minérale froide, dite savonneuse, évaporées, fournirent 61 grains de résidu ou 3 grains 1/20 par pinte. Nous donnerons tout à l'heure l'analyse de ce résidu.

D'après les expériences de Nicolas et le sentiment de la plupart des anciens médecins qui ont écrit sur les eaux minérales de Plombières, les eaux savonneuses sont de même nature que les eaux thermales, puisqu'elles contiennent les mêmes principes, seulement en quantité moindre.

Vauquelin (1802) fit sur ces eaux l'opération suivante par l'évaporation et les réactifs. 12 pintes de l'eau du Crucifix lui fournirent 79 grains de résidu sec, ce qui fait 6 grains 7/12 par pinte. Il trouva dans ce résidu six substances supposées à l'état de cristallisation, et donnant par pinte d'eau :

1° Carbonate de soude,   2 gr. 1/6.
2° Sulfate de soude,   2   1/3.
2° Muriate de soude,   1   1/4.
4° Silice,   1   1/3.
5° Carbonate de chaux,   0   1/2.
6° Matière animale,   1   1/12.

Rapprochement ou comparaison des principes minéralisateurs des eaux selon les deux chimistes que nous venons de citer.

NICOLAS.	VAUQUELIN.
1° Natrum (carbonate de soude)	1° Carbonate de soude ou sel de soude.
2° Magnésie.	2° Sulfate de soude ou sel de Glaubert.
3° Alumine	3° Muriate de soude ou sel marin.

4º Silice . . . . . .   4º Silice ou quartz.

5º Terre calcaire. . .   5º Carbonate de chaux
ou terre calcaire.

6º Substance terro-géla-
tineuse . . . . . .   6º Gélatine animale.

20 pintes de la même eau évaporée par *Nicolas*
ont donné par pinte 5 grains 1ȷ2 ; 12 pintes évaporées par *Vauquelin* ont fourni 6 grains 7ȷ12.

Vauquelin dit que « les seules matières qui,
» dans l'eau de Plombières, paraissent avoir quel-
» que action sur l'économie animale, par l'usage in-
» térieur, sont les carbonate, sulfate et muriate de
» soude ; car la silice et le carbonate de chaux doi-
» vent être considérés comme des corps à peu près
» inertes, et de nulle valeur pour la guérison des
» maladies. Mais il est probable que la matière ani-
» male, dont la quantité est assez considérable
» dans l'eau de Plombières, produit de bons effets
» dans son emploi pour les bains ; c'est elle qui,
» sans doute, communique à l'eau cette douceur, cet
» état savonneux qui convient si bien pour don-
» ner de la souplesse à la peau et guérir cer-
» taines maladies dont elle est quelquefois atta-
» quée. »

Les chimistes qui ont analysé les eaux de Plombières, depuis Nicolas et Vauquelin, y ont trouvé à

peu près les mêmes principes minéralisateurs et dans les mêmes proportions. En conséquence, le travail de ces deux savants était regardé jusqu'ici comme tout à fait exact, et faisait loi dans l'espèce.

Cependant les analyses de Nicolas et de Vauquelin n'ont pas été utiles aux établissements thermaux de Plombières ; bien loin de là : car les médecins, en général, et surtout ceux de Paris, avant d'envoyer leurs malades aux eaux , ont l'habitude de consulter les ouvrages qui traitent de la matière , afin d'y chercher les principes minéralisateurs des différentes localités, et c'est d'après cet examen qu'ils se décident. Or, comme les eaux de Plombières, d'après les travaux chimiques existants, ne contenaient que des principes peu actifs et dans une proportion très minime , 6 grains 7/12 par pinte sur lesquels encore Vauquelin en tenait un tiers comme doué d'une vertu médicale insignifiante, il résultait de cela une espèce de défaveur pour Plombières. Il est bon d'observer toutefois que les médecins de la Lorraine, de l'Alsace, du Lyonnais et de la Suisse, ne raisonnant pas aussi rigoureusement que leurs confrères de Paris, s'en tenaient tout simplement aux effets obtenus par l'usage de ces eaux, et non à leur composition chimique. Quand on leur parlait des principes minéralisateurs, ils vous répondaient que la chimie n'avait pas dit son dernier mot, qu'il devait y avoir un inconnu qu'on n'avait pas trouvé, et que cet inconnu devait être l'élément le plus actif.

Ces praticiens étaient dans le vrai, et j'ai bientôt partagé leur manière de voir, après avoir essayé l'action des eaux sur moi-même. Voici, en effet, ce que j'ai personnellement observé, le 7 juillet 1848. Ce jour-là j'ai pris un bain de deux heures au bain National, et bu pendant ce temps cinq verres d'eau minérale de la source du bain des Dames. Mon pouls, avant de me mettre dans l'eau chaude à 28 degrés R., donnait 58 pulsations par minute ; au bout d'une heure, il n'en donnait plus que 52, et au bout de deux heures que 48 seulement. Le surlendemain, 9 juillet, j'ai répété l'expérience au bain Romain, l'eau étant au même degré ; mon pouls, avant d'entrer dans l'eau, donnant, comme l'avant-veille, 58 pulsations ; après deux heures et demie de bain et six verres d'eau du bain des Dames, il ne donnait plus que 46 pulsations par minute. En sortant de l'eau, j'avais la tête lourde, avec céphalalgie, lassitude générale, tremblement dans les membres, sensation pénible à l'estomac, ralentissement et affaiblissement de la circulation ; tandis que les personnes atteintes de quelques maladies chroniques observaient, en sortant du bain, des phénomènes tout contraires, c'est-à-dire un sentiment de force, de l'appétit, etc. Le déjeuner dissipa ce malaise.

Après avoir éprouvé les phénomènes que nous venons de signaler, nous nous sommes demandé si ces eaux pouvaient être regardées comme toniques, excitantes, ainsi que la plupart des auteurs ont l'habitude de le croire ; ou si elles n'étaient pas, au contraire, débilitantes, ce que nous avons facilement résolu par l'affirmative. Après cette question, nous nous en sommes fait une autre : quel pouvait être le principe qui agissait ainsi sur l'économie animale en la débilitant, en ralentissant le pouls si promptement à la manière du quinquina ? Cet agent thérapeutique ne pouvait-il pas être l'arsenic (1)?

---

(1) Nous nous souvenions alors que ce corps avait été trouvé en 1840, en Afrique, par M. Tripier, pharmacien-major, dans les eaux minérales d'Hammes-Kontin, etc. Depuis notre retour à Paris, à la fin de septembre, nous avons appris que plusieurs savants, et entre autres M. Walchner, avaient constaté la présence de ce corps dans un assez grand nombre d'eaux minérales, et même que M. Chevalier en avait constaté la présence dans le résidu d'une bouteille d'eau de Plombières qu'il avait prise au dépôt de Paris.

Nous avons fait part de notre manière de voir à M. Gentilhomme, savant pharmacien de Plombières, et nous lui avons proposé de faire réduire par l'évaporation de l'eau minérale au dixième, pensant qu'ainsi nous pourrions nous assurer de l'absence ou de la présence de l'agent que nous soupçonnions. M. Gentilhomme, avec sa bienveillance ordinaire, s'est empressé, conjointement avec M. Résal, élève des plus brillants de l'Ecole polytechnique, de satisfaire à notre demande. Il a fait réduire de l'eau de la source des Dames et a monté un appareil de Marsh. Cet appareil célèbre nous a aussitôt montré la présence de l'arsenic. Nous avons voulu répéter l'expérience, et nous l'avons faite plusieurs fois en présence de diverses personnes notables, entre autres de M. le docteur Hutin, de MM. les présidents Thouvenel, de Remiremont : Febvrel, de Saint-Dié; Galimard, de Béfort, et de M. Marchand, ancien président du tribunal de commerce de Paris. Voici le résumé de ce premier travail.

L'eau, réduite par l'évaporation au dixième de son volume, et traitée par l'appareil de Marsh, nous a fourni d'abondantes taches arsenicales. Nous avions eu soin d'essayer préalablement le zinc et l'acide sulfurique, et, pour éviter les taches d'oxysulfure de zinc qui simulent souvent l'aspect arsenical, nous avions interposé sur le passage du gaz un tube rempli d'amiante et imbibé d'acide sulfurique chimiquement pur.

Nous avons ensuite vérifié ainsi la nature des taches obtenues :

1° D'abord par leur volatilité.

2° En les traitant par l'acide azotique, évaporant jusqu'à siccité dans une capsule en porcelaine, et ajoutant une dissolution bien neutre d'azotate d'argent, nous avons vu se produire un précipité rouge brique.

3° Nous avons produit l'anneau métallique, que nous avons volatilisé par la chaleur.

4° Nous avons fait disparaître les taches par l'iode, et les avons fait reparaître par leur exposition aux émanations du gaz sulfhydrique.

5° La même eau réduite au dixième de son volume, filtrée, traitée par l'acide sulfhydrique et acidulée avec l'acide chlorhydrique pur, a produit un précipité jaune pâle qui ne s'est manifesté que quelques heures après.

6° La même eau traitée par l'azotate d'argent ammoniacal nous a donné un précipité rougeâtre, qui est devenu plus abondant quand nous avons eu chauffé légèrement la liqueur ; l'ammoniaque en excès a fait disparaître entièrement le précipité, qui a reparu de nouveau par l'addition d'un peu d'azotate d'argent.

Les taches de zinc et d'antimoine, traitées de la même manière , n'offrent pas à beaucoup près les mêmes caractères.

Quelques jours avant notre départ de Plombières, nous avons répété les mêmes expériences avec les eaux de toutes les sources thermales de la localité, sans les avoir fait réduire au dixième de leur volume, comme nous l'avions fait dans nos premières expériences, et dans toutes nous avons trouvé les mêmes taches arsenicales, et toujours très abondantes.

Le 14 septembre, enfin, nous avons encore voulu voir si l'eau de la source froide ferrugineuse appelée *la Bourdeille* contenait de l'arsenic : car cette eau, qui est faiblement minéralisée, produit des résultats très remarquables dans une foule de maladies , résultats qui ne ne nous paraissaient pas en rapport avec les principes minéralisateurs connus. Nos prévisions se sont trouvées exactes ; traitée comme l'eau thermale par l'appareil de Marsh, l'eau de la Bourdeille nous a montré des taches arsenicales très nombreuses , au point qu'en quelques minutes nous avons pu en couvrir le fond d'une assiette de porcelaine. Seule de toutes, l'eau savonneuse est restée muette à nos interrogations.

Maintenant de quel avantage doit être pour les eaux minérales de Plombières la présence de l'arsenic ? Nous croyons fermement que ce corps en est le principal agent médicinal, le principe inconnu, pour lequel les praticiens avaient l'habitude d'envoyer leurs malades à ces eaux.

Voyons cependant si les propriétés médicinales de cet agent se trouvent en rapport avec les maladies ordinairement soumises aux eaux de Plombières, et qui s'y trouvaient si admirablement guéries.

A nos yeux, l'arsenic agit comme antiphlogistique, à la manière du sulfate de quinine, et c'est pour cela qu'il est si efficace dans le traitement des fièvres intermittentes qui dépendent toujours d'un état phlogistique des gros vaisseaux sanguins ou du cœur, de la rate, du foie ou d'un autre viscère. (1) Il est très puissant contre certaines formes de la maladie vénérienne, le psoriasis, la lèpre vulgaire, toutes les maladies rebelles de la peau ; les phlogoses des centres nerveux, les rhumatismes chroniques ; etc. Fowler et Piarson, en Angleterre,

---

(1) Slevogt, professeur de médecine à Yéna, en 1700, déclarait l'arsenic le fébrifuge par excellence.

l'ont beaucoup employé dans une foule de maladies telles que les fièvres intermittentes, les névralgies, les maladies chroniques de la peau. M. Trousseau, d'après Pline et Dioscoride, l'emploie avec avantage dans les phthisies pulmonaires, les catarrhes chroniques des bronches ou du larynx. Dans la phthisie au 3° degré, il a vu que ce toxique modérait les sueurs et la diarrhée, ainsi que la fièvre hectique, et que, par conséquent, il retardait le terme fatal.

On ne doit donc pas être surpris, d'après ce que nous venons de dire de l'action médicinale de l'arsenic, que les eaux de Plombières, dont il constitue, selon nous, le principal agent minéralisateur, soient d'un si merveilleux secours dans un grand nombre de maladies rebelles aux traitements ordinaires les plus variés et les mieux suivis. Les anciens médecins qui ont écrit sur Plombières rapportent un grand nombre d'observations de malades atteints de fièvres intermittentes rebelles, de paralysies, de névralgies, de maladies de peau, d'obstructions viscérales, de gastralgies, etc., traités infructueusement par les moyens ordinaires pendant plusieurs années, et que les eaux guérissaient en fort peu de temps.

La découverte de l'arsenic dans les eaux minérales de Plombières ramènera donc à ces eaux, c'est

pour moi une conviction , un grand nombre de ma
lades qui n'y venaient plus d'après les analyses que
nous avons données, et qui pouvaient les faire croire
insignifiantes.

De même aussi, nous en sommes persuadé, grand
nombre de malades atteints d'affections vénériennes
rebelles au mercure et aux iodures, de fièvres intermittentes rebelles au quinquina et à ses sels, de
maladies de la peau rebelles aux préparations sulfureuses, viendront à Plombières chercher le médicament souverain, si dangereux sous les formes
ordinaires, que la nature leur tient, là, commodément et innocemment préparé.

Nous bornons là ce que nous avions à dire quant
à la composition chimique des eaux minérales de
Plombières. En rapportant quelques unes des observations que nous avons recueillies tant à l'hôpital
qu'en ville, nous aurons occasion de revenir sur
leur action thérapeutique.

CHAPITRE III.

Des établissements thermaux de Plombières, et des sources qui les alimentent.

§ 1ᵉʳ. — Plombières est riche en établissements thermaux. Cette ville en compte cinq : le *bain des Dames*, le *bain Romain*, le *bain Tempéré*, le *bain des Capucins* et le *bain National*. Plombières a de plus deux étuves; celle dite de l'*Enfer*, qui fait partie du bain National, et l'étuve de *Bassompierre*, qui se trouve dans la rue nationale, vis-à-vis du bain des Dames.

Le *bain des Dames*, ainsi nommé parce qu'il appartenait, avant la révolution de 1789, aux dames nobles du chapitre de Remiremont, devint depuis la propriété de la famille de M. Joseph Parisot, qui dans ces dernières années l'a vendu à l'état, à l'exception cependant d'une belle maison qui en faisait partie, et dans laquelle il y avait trois grandes salles remplies de baignoires. Il eût été à souhaiter qu'en achetant la source, le gouvernement achetât aussi la maison.

Ce bain, qui est situé sur la rive gauche de l'Eaugronne, dans le plus beau quartier de Plombières, vient d'être entièrement reconstruit par M. Grillot, architecte du département des Vosges.

Il se compose d'un rez-de-chaussée et d'un premier étage. Au rez-de-chaussée sont deux belles piscines affectées au service des pauvres et des malades de l'hôpital; la chaleur de l'eau y est tenue entre 28 et 29 degrés Réaumur. Autour de ces piscines se trouvent plusieurs cabinets de douches, des vestiaires, et enfin quatre baignoires, deux en bois et deux en cuivre, pour les malades qui trouvent l'eau des bassins trop chaude.

Le premier étage de l'édifice est de niveau avec la route de Luxeuil, et contient une belle salle d'attente pavée en marbre, qu'entourent seize cabinets pourvus de baignoires et de douches. Deux de ces cabinets sont doubles, c'est-à-dire peuvent servir à deux personnes et renferment deux baignoires. Au dessous de cette salle se trouve, comme au bain Romain, un réservoir d'eau tiède qui entretient le pavé constamment chaud, tout en alimentant les piscines du rez-de-chaussée et une partie du bain Romain. Les dix-huit baignoires et douches des cabinets seront livrées aux baigneurs pour la saison de 1849; et si elles ne l'ont pas été cette année, c'est que, Plombières s'étant trouvé peu fréquenté par suite des événements politiques, leur mise en activité aurait augmenté inutilement la dépense des fermiers. Beaucoup de baigneurs riches attendent au reste avec impatience l'ouverture des cabinets de ce bain, qui est peut-être le plus beau de Plombières.

Le bain des Dames est alimenté 1° par la source qui porte son nom et qui jaillit dans le rez-de-chaussées; 2° par les sources Muller, situées au bas de la route d'Epinal, au pied de la montage nord de Plombières, d'où leurs eaux sont dirigées dans le réservoir de ce bain; 3° par deux petites sources qui prennent naissance un peu au dessus de l'étuve Bassompierre, et vont se rendre, avec l'eau de la source de cette étuve, dans un réservoir d'où elles sont aspirées par une pompe jusqu'à celui du bain des Dames.

Le *bain Romain* se trouve au centre de la ville, au milieu de la rue Nationale, spacieuse en cet endroit. Une fort belle salle, dont la toiture est vitrée et le pavé en marbre des Vosges, et qui sert de promenade aux baigneurs dans les temps pluvieux et froids, donne entrée dans vingt-quatre cabinets de bains, pourvus de douches, qui sont alimentées par les réservoirs du bain National et du bain des Dames. Ce bain prend son nom de ce qu'il a été construit sur une partie de l'ancien *Bain des Ro-*

mains, *Bain des Anciens* ou *Grand Bain*, qui était autrefois à ciel ouvert. Plusieurs sources l'alimentent; la principale sort de la terre dans la rue en face du bain des Dames, et vient au bain Romain par un long canal. Lorsque le réservoir où elle se déverse n'est rempli qu'à 60 centimètres de hauteur, il fournit 132 litres d'eau par minute, et 85 ou 90 litres seulement quand il est plein, à cause des pertes qui se se font au travers des fissures dont sont affectés les murs latéraux, murs que l'on croit être de construction romaine. Cette source, la plus chaude de Plombières, est à la température de 56 degrés. Avant 1838, année pendant laquelle le bain fut reconstruit, la partie sud était réservée aux malades de l'hôpital, dont quinze pouvaient se baigner à la fois dans une piscine à deux compartiments. Aujourd'hui, ces malades, ainsi que les pauvres, se baignent, comme on l'a vu, dans les jolies piscines du bain des Dames, en attendant que le gouvernement se soit décidé à leur faire construire un bain dans l'hôpital même, ce qui serait pour eux d'un très grand avantage, puisqu'en sortant de l'eau, ils pourraient regagner leur lit immédiatement et commodément. La dépense nécessaire pour cela serait minime.

Le *bain Tempéré* a été bâti sous le règne de

Louis XV, en **1772**, sur une autre partie de l'emplacement qu'occupait le *Grand Bain* ou *Bain des Romains*. Au rez-de-chaussée sont quatre belles piscines circulaires en marbre des Vosges, qui peuvent contenir commodément soixante baigneurs. Deux de ces piscines sont affectées aux hommes, et deux aux femmes : les moins chaudes, celles de l'est, sont tenues à la température de 26 à 27°. Il n'y avait autrefois qu'une piscine, qui servait à tout le monde ; quatre-vingts personnes pouvaient s'y baigner à la fois.

Aux extrémités est et ouest de ces piscines, on trouve quinze baignoires en cuivre destinées aux personnes qui désirent se baigner en société, sans être dans la même eau ; sur les côtés sud et nord sont des cabinets de douches et des vestiaires.

Les galeries du premier étage contiennent onze cabinets de bains, dont trois à double baignoire.

Les piscines du bain Tempéré sont alimentées par les sources Bassompierre et Muller, les baignoires et douches par le réservoir du bain National et par une petite pompe qui prend une partie de l'excédant de la source du bain des Capucins. Le bain s'appelle *tempéré* parce que ses eaux se trouvent attiédies par celles du réservoir du jardin de la Préfecture pour les douches et cabinets des galeries, et par le réservoir du bain des Dames pour les douches et baignoires du rez-de-chaussée.

Le *bain des Capucins* touche au bain Tempéré. On communique de celui-ci à celui-là par un passage souterrain voûté , dans lequel sont deux cabinets de douches descendantes et ascendantes.

Le bain des Capucins, situé au dessous du précédent , se compose d'une grande piscine qu'une cloison en pierre divise en deux compartiments , dans l'un desquels l'eau est à la température de 29 à 30 degrés Réaumur, et dans l'autre, de 30 à 33. Cette piscine , où trente personnes peuvent se baigner à la fois , est alimentée par une source unique, chaude de 42 à 44 degrés Réaumur, et qui sort d'un large trou situé au fond nord du bassin. L'eau en s'élevant entraîne avec elle des bulles d'air atmosphérique. C'est sur ce trou, quand le bain est vidé , que les dames prennent des étuves de siége fort vantées contre la stérilité. Une partie du tropplein de ce bain est portée par un conduit en plomb dans les piscines du bain National , et l'autre coule dans un puisard, d'où elle est aspirée par une pompe pour le bain tempéré.

Ce bain, qui n'a rien d'élégant , tant s'en faut , est peut-être de tous le plus précieux pour la goutte et pour les rhumatismes chroniques très anciens.

La voûte du bain des Capucins, couverte en larges dalles, forme une belle terrasse de plain pied avec les salons du premier étage du bain Tempéré. Sur cette terrasse on a construit un pavillon où les promeneurs peuvent se mettre à l'abri du soleil.

Le *bain National* n'est séparé des deux précédents que par une petite rue. Commencé en 1806 et terminé en **1821**, l'édifice qui porte ce nom a été construit sur l'emplacement qu'occupait jadis le couvent des Capucins.

Au rez-de-chaussée sur la rue, est une grande piscine divisée en deux parties, l'une pour les hommes, l'autre pour les femmes. La température de l'eau y est de **26** à **27** degrés Réaumur. Au pourtour de cette piscine il y a quatorze baignoires en cuivre, trois cabinets de douches et des vestiaires.

Au rez-de-chaussée sur le jardin se trouvent dix-huit cabinets de bains et de douches, dont quatre à double baignoire. L'un de ces cabinets est disposé pour la douche écossaise, moyen si puissant pour beaucoup de maladies. C'est aussi dans cette partie du bâtiment que l'on trouve les cabinets de douches ascendantes rectales et vaginales, qu'il serait fort urgent de réparer.

Le premier étage contient quatorze cabinets, dont cinq à double baignoire. Malheureusement ces ca-

binets ne sont pas pourvus de douches, étant de
niveau avec le grand réservoir. J'espère que le gouvernement fera bientôt construire un réservoir d'eau
chaude à côté du réservoir d'eau froide qui existe
déjà sur la deuxième terrasse du jardin ; il sera possible alors d'établir des douches.

Au niveau des piscines et à l'est des bâtiments
sont les étuves dites *de l'Enfer*, chauffées par une
source à 52° R. et par une perte 'du réservoir du
bain Romain. Ces étuves sont au nombre de trois,
dont deux générales et une locale. Des vestiaires
les précèdent. Au dessus de ces trois cabinets il y a
des appareils pour les étuves de siége et une boîte
de zinc étamée pour les étuves de la totalité du
corps, la tête exceptée.

Enfin, à l'ouest du bâtiment, un petit pavillon
construit au niveau des grandes piscines abrite
deux petites piscines en marbre destinées aux fonc-
tionnaires de distinction.

La piscine du bain National est desservie par une
source voisine de la maison des dames, qui fourni-
rait le double de son volume d'eau si son récipient
n'était pas crevassé par l'effort d'une autre source
qui se trouve dans l'établissement. Le service des
baignoires et des douches est fait au moyen de deux
réservoirs placés à l'entresol : l'un rempli d'eau

chaude , alimenté par la grande pompe qui aspire l'eau du réservoir du bain Romain, celle d'une source située à l'angle nord-est du bâtiment, et quelquefois aussi de l'eau des étuves ; l'autre d'eau froide, dans le jardin, deuxième terrasse , alimenté par une source savonneuse, venant du jardin, par la source tiède dite *Simon*; enfin par une autre source venant du jardin de madame veuve Amédée Parisot. Toutes ces sources réunies ne donnent pas plus de 15 litres d'eau par minute et sont par conséquent insuffisantes.

Au second étage de l'édifice du bain National est le théâtre , avec son foyer, qui communique par un pont sur la rue avec les salons et la terrasse, dont le bain Tempéré et le bain des Capucins sont comme le rez-de-chaussée. Cette terrasse et ces salons servent de lieu de réunion pour les baigneurs.

Tels sont les cinq établissements de bains de Plombières, qui tous ensemble peuvent servir à donner, chaque jour, de quatre heures à dix heures du matin, 768 bains, dont 378 dans les baignoires et 390 dans les piscines ; non compris les étuves ni le rez-de-chaussée du bain des Dames, spécialement affectés aux malades de l'hôpital et aux autres indigents.

Il importe maintenant de faire connaître les principales sources qui servent aux bains ou qui sont employées en boisson. Ces sources sont nombreuses et très variables dans leur température.

1° *Sources Muller.* — Elles portent le nom du propriétaire qui les vendit à l'état. Elles s'échappent d'une roche granitique creusée en voûte, qui se trouve au bas de la route d'Epinal, dans la cour de la maison Leduc, n° 72 ; elles sont au nombre de quatre, dont deux sont à la température de **31** degrés **R.**, une à **30** et l'autre à **27 1|2**. Au milieu de ces sources chaudes il y en a une d'eau froide qui sort du même rocher. Leurs eaux sont portées dans le réservoir du bain des Dames.

2° *Source du bain des Dames.* — Cette source, dont la température est de **42** degrés **R.**, jaillit dans la salle même des piscines de ce bain, au dessous de la route de Luxeuil. C'est aujourd'hui l'eau de cette source qui est la plus employée en boisson ; les baigneurs la trouvent plus facile à digérer que celle du Crucifix.

3° *Source de Bassompierre.* — Elle prend sa sortie vis-à-vis du bain des Dames, à l'angle de la maison de **M.** Lambinet et devant celle de **M.** Henri Hérisé. Ce sont les vapeurs de cette source, dont la température est de **48** degrés **R.**, qui chauffent l'étuve du même nom, laquelle sert aux malades de l'hôpital.

4°. *Source du Crucifix*. — Cette source alimentait autrefois un bain appelé *bain du Chêne,* parce que, sans doute, il y avait un chêne près du lieu où elle prenait jour. Sa température est de 39 degrés R. Elle est située sous les Arcades, et beaucoup de buveurs en font encore usage, quoi que nous en ayons dit plus haut. De là ses eaux se rendent dans un réservoir construit devant les Arcades, puis dans le grand réservoir du bain Romain. Une pompe à balancier est établie sur l'un des pilastres des Arcades, et donne de cette eau chaude aux habitants de la ville.

5° *Sources du bain Romain.* — La principale, comme nous l'avons dit, qui sort vis-à-vis du bain des Dames, et va se rendre dans le grand réservoir sur lequel le bain Romain a été construit, a 56 degrés R. de chaleur. Indépendamment de cette source, le grand réservoir du bain Romain est encore alimenté par deux autres petites sources et par celle du Crucifix.

6° *Source des Capucins.* — Celle-ci jaillit d'un trou situé au fond de la piscine ou bain de ce nom, et a une chaleur de 44° R. Nous en avons déjà parlé en décrivant le bain des Capucins.

7° *Sources du bain National.* — L'une part du sol à l'extérieur de ce bain, à son angle nord-est ;

sa température est de 43° R. On l'appelle *source du Puits-des-Médailles*, parce que c'est dans ce puits que l'on a trouvé un grand nombre de médailles qui ont, je crois, été décrites. L'autre prend jour dans la salle de la piscine, à son angle nord-est ; sa température est de 32 à 33° R. Ces deux sources ne sont plus apparentes.

8° *Source Simon.* — Elle porte le nom du propriétaire qui l'a vendue à l'état. On en trouve l'issue au sud de la route de Luxeuil, au fond d'une grotte taillée dans le granit, et à laquelle on arrive par un passage voûté, étroit, bas, qui traverse la route. Sa température est de 29° R. Elle se rend dans le jardin de la Préfecture, et de là au bain National.

9° *Sources tièdes du jardin de la Préfecture.* — Elles sont situées sur la deuxième terrasse de ce jardin, à son extrémité est, à un mètre et demi du mur et à trois ou quatre mètres de la source savonneuse. Ces deux petites sources sont à la température de 24 et 25° R. Elles se rendent dans un puisard, et de là dans le bassin non couvert de cette terrasse, qui sert à refroidir plusieurs des bains.

10° *Sources savonneuses.* — On en compte deux. L'une descend de la montagne du sud, au pied des terrasses de l'ancien château ; elle se rend dans le bassin non couvert du jardin de la Préfecture ;

L'autre vient de la même montagne et jaillit au fond d'une voûte ou grotte granitique tapissée d'hépatites. Cette dernière source sert à beaucoup de baigneurs pour couper l'eau thermale ou le vin de leurs repas. Ces deux sources sont à la température de 12° R.

Plombières possède plusieurs autres sources savonneuses. Nous mentionnerons entre autre celle qui est dans la cour de M. Prévost, route de Luxeuil, et qui sert pour refroidir l'eau du bain des Dames.

Source ferrugineuse. — Cette source, située au milieu de la promenade des Dames, à l'est de la ville, fut, dit-on, découverte par un évêque de Soissons, de la famille des *Bourdeille*, dont était le célèbre Brantôme. En raison de son origine, on l'appelle *la Bourdeille*, ou *la source de Soissons*. Elle est entourée d'une belle grille en fer. Le jet sort de la gueule d'un serpent et tombe dans un petit bassin. Cette eau est très fraîche, limpide, inodore; cependant, lorsque le temps est couvert, elle exhale une odeur sulfureuse; elle a une saveur d'encre très prononcée. Au bout de quelque temps qu'elle est mise en bouteille, on voit surnager à sa surface des flocons albumineux jaunâtres; quand elle est conservée dans un vase à l'air libre, elle se couvre d'une pellicule irisée. Une pièce d'argent exposée à son action devient bientôt d'une teinte dorée. Le petit bassin dans lequel cette eau coule présente sur ces parois un dépôt briqueté, jaunâtre, et doux au toucher.

L'analyse de cette eau donne des carbonates de soude, de chaux, de magnésie, de la silice, et un peu d'oxyde de fer ; mais les quantités de sels qu'elle renferme ne sont pas en rapport avec ses propriétés médicinales, qui sont très grandes. Avant d'avoir constaté dans l'eau de cette source la présence de l'arsenic, nous étions très surpris de voir des sujets atteints de maladies du cœur, des gros vaisseaux, de chlorose, etc., se modifier si heureusement et si promptement sous son influence. Mais aujourd'hui que son principe actif n'est plus un mystère, notre surprise a cessé.

La température de la source Bourdeille est de 10 à 11 degrés Réaumur.

Nous arrêterons ici la nomenclature des principales sources auxquelles Plombières doit son illustration.

Nous ajouterons cependant qu'on pourrait en recueillir et en utiliser pour le moins autant que celles employées jusqu'ici pour le service des bains.

Au dessous de la maison Muller, sous la maison Reiber, le sol est tellement chaud que la cave ne peut pas servir. L'hôtel de la Tête-d'Or se trouve dans les mêmes conditions. Il y a évidemment là des sources dont il serait facile de recueillir les eaux. La rue ayant en cet endroit 14 centimètres par mètre de pente, il y aurait peu de fouilles, et partant peu de frais à faire.

Sous les maisons Antoine Parisot, Lambinet et Henri Hérisé, le sol est chaud, on ne peut conserver les planches ni les boiseries du rez-de-chaussée.

Dans la rue devant la maison Lambinet, M. Résal, architecte de Plombières, a fait une fouille en décembre 1847, à trois mètres en aval de cette maison, et là, il a signalé plusieurs filtrations d'eau chaude qui sortaient à une profondeur de 80 centimètres. Un peu plus profondément, il a trouvé une couche de ciment qui, une fois percée, a laissé s'échapper une source de 50° R.

A deux mètres plus bas, vis-à-vis de l'étuve Bassompierre, M. Résal a encore découvert un encaissement ou bassin très bien conservé, à un mètre de profondeur, dans lequel il y avait un bout de tuyau en plomb entièrement rongé.

Dans la cour de M. Henri Hérisé se trouvent une fontaine tiède et une fontaine savonneuse ; leurs eaux sont menées à la rivière par un conduit souterrain, qui recueille sous la maison des filtrations

d'eau chaude assez abondantes et d'une température très élevée. Sous la maison voisine, le sol est
chaud et humide. Dans la cour de la maison ate-
nant à la source du Crucifix, on voit sortir d'un ro-
cher des filtrations d'eau chaude, et au pied de l'es-
calier de la même maison se trouve une source
chaude. Toutes les maisons suivantes, jusqu'au bain
Tempéré, possèdent des sources chaudes. En creu-
sant le petit réservoir qui est devant les Arcades, on
a trouvé le canal qui conduisait autrefois l'eau au
bain Romain; ce canal se dirige parallèlement
à l'axe de la Grande-Rue ou rue Nationale, et si
on avait eu des fonds pour continuer les recherches,
il est certain qu'on aurait trouvé l'endroit où
l'ancienne source se perd.

Dans les cours et dans les jardins des maisons qui
sont situées sur le côté méridional de la Grand'-Rue
il y a un nombre considérable de sources chaudes,
tièdes et froides, sans emploi. Il paraît donc incon-
testable que Plombières connaît mal sa richesse en
fait d'eaux minérales, et que l'on pourrait facilement y établir une grande piscine de natation. Le
meilleur endroit à choisir serait certainement vis-à-
vis du bain Tempéré et de celui des Capucins, sur
l'emplacement des maisons de Mlle Bourgon, et il
serait possible ainsi de relier les établissements

thermaux à la route d'Epinal, condition très avan-
tageuse pour les habitants de cette partie de la ville
et leurs pensionnaires, obligés aujourd'hui de faire
un long détour pour venir aux bains. Tout le centre de la ville se trouverait occupé par les établissements de l'état, et la communication de la route d'E-
pinal à la route de Luxeuil en serait singulièrement
abrégée.

CHAPITRE IV.

De la thermalisation et de la minéralisation des eaux.

Nous allons maintenant dire quelques mots sur la thermalisation et la minéralisation des eaux. Nous mettrons de côté les hypothèses de nos aïeux, pour nous en tenir aux opinions vraiment accréditées aujourd'hui parmi les savants.

La thermalisation des eaux minérales et autres peut s'expliquer de différentes manières. L'étude des nappes liquides, comme on l'a vu s'appliquer dans le forage des puits artésiens, a servi à confirmer les découvertes faites depuis long-temps, que le thermomètre s'élève d'un degré centigrade à chaque profondeur de 32 mètres, à mesure que l'on descend dans le sein de la terre. On sait que l'eau du puits de Grenelle, jaillissant d'une profondeur de 548 mètres, marque 27 à 28 degrés centigrades de température, ce qui est conforme à la loi que nous venons d'indiquer. La thermalisation tient quelquefois aussi au voisinage de volcans en activité, ou bien éteints à leur surface, mais qui ne sont pas encore refroidis.

Les eaux se thermalisent et se minéralisent en traversant les artères souterraines pour revenir à la surface du sol. Le calorique et l'élément chimique peuvent se combiner avec l'eau indépendamment l'un de l'autre.

Les eaux minérales ont la même origine que les eaux non minérales dites *de source*. La thermalisation n'est pas exclusive aux eaux minérales : ainsi l'on trouve des eaux douces qui sont naturellement thermales, tandis que des eaux minérales nées dans le même sol sont tout à fait, froides par exemple les eaux du puits de Grenelle et les eaux de Passy.

L'origine des sources froides ordinaires vient de l'eau atmosphérique , comme le dit Berzelius : « Une partie de l'eau qui se rassemble sur les mon-
» tagnes coule à leur surface et produit des ruis-
» seaux ; une autre partie tombe dans leurs fissu-
» res et s'enfonce à de grandes profondeurs, etc. »

M. Arago, se fondant sur une multitude de faits et d'observations, a établi en principe « qu'il
» existe à diverses profondeurs, dans les entrailles
» du globe, des dépôts et des réservoirs d'eau plus
» ou moins considérables. Ces eaux, par suite de
» leur poids, se fraient un chemin vers le centre à
» travers les nombreuses fissures qui résultent du
» retrait des terrains divers. En absorbant le calo-
» rique du foyer central, elles se volatilisent, re-
» montent à l'état de vapeur, et se chargent, dans

» ce trajet ascensionnel, des principes qui compo-
» sent les eaux minérales. » (*Annuaire du Bureau
des longitudes.*)

M. Rognetta dit « qu'il y a, sinon identité, au moins
» analogie d'action entre les causes qui engendrent
» les eaux minéro-thermales, et celles qui produi-
» sent les éruptions volcaniques et les tremble-
» ments de terre, puisque les trois phénomènes se
» montrent souvent ensemble. On voit naître des
» sources minérales avec des éruptions volcaniques
» ou des tremblements de terre ; on en voit d'au-
» tres disparaître, ou être singulièrement modifiées
» par les mêmes circonstances. Les gaz minérali-
» sateurs des eaux thermales se rencontrent aussi
» au nombre des matières vomies par les volcans ;
» le soufre et le sel marin se présentent dans les
» unes comme dans les autres. Du pétrole est vomi
» dans ces souterrains volcaniques, du naphte est
» aussi lancé dans les terrains gazeux de beaucoup
» de sources. Une des sources de Carlsbad, en
» Bohême, a perdu subitement, il y a vingt ans,
» sa thermalité, à l'occasion d'un tremblement de
» terre ; une autre, à Bagnères, est devenue ther-
» male, de froide qu'elle était, par une cause pa-
» reille. Mêmes phénomènes ont été observés aux
» sources de Tœplitz et à celles de Pisciarelli. On

» sait, d'ailleurs, les changements, momentanés ou
» durables, qu'éprouvèrent beaucoup de sources
» des Pyrénées, d'Aix en Savoie et d'autres ré-
» gions, lors du fameux tremblement de terre de
» Lisbonne (1775). Trois puits d'eau douce excel-
» lente, placés dans les cours du château d'Alfiéri,
» en Piémont, devinrent instantanément sulfureux
» et salés à l'époque de ce tremblement de terre,
» et ont continué dans le même état jusqu'en 1808,
» époque où un autre tremblement de terre dé-
» pouilla cette eau des principes minéralisateurs, et
» elle est aujourd'hui supportable pour les usages
» de la cuisine. En remontant de ces phénomènes à
» la cause de leur production, les physiciens ne
» trouvent, d'après les connaissances actuelles, que
» le calorique central. » (*Annales de thérapeutique,*
t. 2, p. 324.)

*Variations dans la chaleur et les principes miné-
ralisateurs des eaux de Plombières.*

Selon M. Jacquot, « il serait à présumer que les
différentes sources que l'on trouve à Plombières ont
toutes eu le même degré de chaleur dans leur
origine, et qu'elles ne diffèrent entre elles que par
le mélange d'eaux étrangères. » Je suis porté à

croire que cette opinion est la bonne, puisque toutes les eaux contiennent les mêmes principes, et en
d'autant plus grande quantité qu'elles sont plus
chaudes. Mais il est très difficile de dire pourquoi
ces eaux éprouvent des variations dans leur chaleur.
Lemaire est le premier qui ait fait attention à ce
phénomène. Dans les années 1743, 1744 et 1745,
il s'assura, par un grand nombre d'observations,
que les eaux sont plus chaudes aux approches de la
pluie, et moins chaudes aux approches du beau
temps. Malouin, en 1746, a constaté que la température des sources thermales de Plombières n'est
pas toujours la même, qu'elle augmente ou diminue
en proportion des changements de temps et de la
différence du poids de l'atmosphère. Nous avons vérifié que les étuves sont moins chaudes par le vent
du nord que par le vent du sud-ouest, qui presse et
refoule les vapeurs dans le canal où les eaux de la
source s'écoulent. Cette différence de température
varie quelquefois de 3 degrés R.

La même variation a lieu aussi dans la quantité
de leurs principes salins, de leur matière animale
et de leur gaz thermal. On peut conclure de ces
observations que dans les eaux minérales de Plombières les principes minéralisateurs, la gélatine,
les gaz, sont soumis à des intermittences irrégu-

lières dans leur quantité, etc. ; mais qu'après ces variations, les eaux reviennent bientôt à leur état normal. Ces variations ont lieu dans les eaux froides comme dans les eaux chaudes (1).

---

(1) Pendant la saison de 1849, nous dresserons une table de ces diverses variations.

CHAPITRE V.

De l'action thérapeutique ou médicinale des eaux minérales de Plombières.

Les eaux minérales salines de Plombières ont été employées en médecine dès la plus haute antiquité, mais presque toujours malheureusement d'après des vues erronées. Les anciens médecins les regardaient comme fortifiantes, stimulantes, toniques, parce que, si l'on en use en boisson et en bains simultanément, elles exercent d'abord une action stimulante, à cause de l'excès de calorique qu'elles contiennent : action momentanée, fugitive, qui se trouve bientôt neutralisée par l'effet débilitant qui succède à l'absorption ; or, l'observation de cette stimulation avait sans doute contribué à faire croire que la plupart des maladies dans lesquelles on les voyait produire des résultats avantageux étaient de nature asthénique ou non inflammatoire. Au nombre des maladies qu'on regardait comme dues à la faiblesse, on rangeait les engorgements chroniques des viscères, les gastrites et gastro-entérites chroniques, les gastralgies, les hémorraghies dites passives, les catarrhes chroniques, bronchiques, vésicaux, vaginaux, utérins; les dermatoses, les rhumatismes, les tumeurs blanches, les scrofules, le rachitis, la chlorose et toutes les cachexies; les états valétudinaires indéterminés, les affections anémiques, les langueurs, les fatigues de la jeunesse après une croissance rapide, les épuisements dus aux veilles et aux travaux prolongés de l'esprit; enfin les convalescences longues, difficiles, qui succèdent souvent aux maladies graves comme la fièvre typhoïde, états morbides presque toujours entretenus par des foyers d'irritation cachés dans quelque recoin de la machine animale. On comprend que, d'après ces idées, en voyant l'emploi des eaux minérales relever les forces, colorer la peau, donner de la consistance aux chairs, ranimer la puissance vitale des fonctions digestives et cérébrales, régulariser la menstruation, etc., les anciens aient pu être induits en erreur et attribuer à ces eaux une action inverse de celle qu'elles ont réellement. C'est principalement à Broussais et à son école que l'on doit la connaissance de la véritable nature des maladies chroniques, en général si admirablement guéries ou modifiées par l'usage des eaux de Plombières.

Tout en partageant les idées de Broussais, l'école italienne moderne a plus fait en thérapeutique que l'école moderne française. En même temps que les médecins de la péninsule italique se sont occupés de l'étude des maladies, ils ont aussi expérimenté l'action des médicaments, ce que n'avait pas eu le temps de faire le père de la doctrine physiologique.

Broussais et la plupart de ses disciples, regardant les maladies chroniques comme des résultats de l'irritation, de l'inflammation, ont dû rejeter de leur traitement une foule de moyens thérapeutiques regardés comme excitants, toniques, et entre autres presque toutes les eaux minérales. Cette proscription en masse a singulièrement nui à l'extension de la doctrine physiologique. Beaucoup de médecins, à la vérité, tout en connaissant fort bien la nature de la plupart des maladies énumérées plus haut, conseillent cependant assez souvent à leurs malades l'usage des eaux de Plombières ou autres, quoiqu'ils continuent de les regarder comme excitantes, toniques, etc. Il faut dire qu'alors leur pratique n'est pas d'accord avec les principes qui veulent qu'on ne traite les phlogoses que par les antiphlogistiques.

La cause de l'erreur dans laquelle étaient jusqu'ici tombés les médecins, quant à la nature agissante des eaux de Plombières, vient bien évidemment de l'observation des phénomènes primitifs que

produisent ces eaux après leur emploi soit en boisson, soit en bain. Alors leurs principes actifs, surtout le calorique qu'elles contiennent, réagissent sur
le système circulatoire, la muqueuse gastro-intes-
tinale ou sur la peau, au point d'accélérer la circulation et d'exciter la transpiration. Mais si ces
praticiens eussent continué d'observer, ils auraient
vu que cet effet n'est que passager, et que bientôt
après, l'absorption des eaux étant commencée, leur
véritable action se dessine, c'est-à-dire l'action de
leurs principes minéralisateurs.

Mais comment les eaux minérales, et en particu-
lier celles de Plombières, agissent-elles? D'après les
vieilles idées, beaucoup de médecins de nos jours
disent encore qu'elles agissent en fortifiant, en stimulant la constitution; ce qui est une grave erreur,
comme on va le voir. On pourrait plutôt *a priori*
dire que c'est en détruisant la maladie, cause de
la faiblesse.

Revenons donc sur l'effet de l'administration des
eaux minérales de Plombières en boisson et en
bains, comme, au reste, de beaucoup d'autres eaux
minérales, chez un individu bien portant : ceci d'a-
près les expériences que j'ai faites sur moi, et les
nombreuses observations recueillies par d'autres
médecins. Au bout d'une heure ou deux qu'on est

dans le bain, surtout si l'on a bu quelques verres d'eau minérale thermale, les phénomènes suivants se manifestent. Pesanteur de tête, céphalalgie, intelligence moins nette, malaise général, sensation pénible à l'estomac, ralentissement et affaiblissement du pouls et de la respiration, un sentiment de faiblesse et un léger tremblement des muscles, surtout aux poignets, etc. Ces phénomènes ressemblent beaucoup à ceux que l'on éprouve après une longue course le matin sans avoir pris d'aliments, alors qu'on se trouve dans un état d'hyposthénie. Tandis que chez les personnes atteintes d'une des maladies que nous avons citées, on observe, après quelques jours de l'emploi des eaux, des phénomènes opposés, c'est-à-dire un sentiment de force, de bien-être, de l'appétit, une meilleure coloration de la peau, de l'ampleur dans le pouls, etc.

Les eaux minérales de Plombières devant leurs principes actifs minéralisateurs à la combinaison de plusieurs sels à base de soude, carbonate, sulfate, hydrochlorate, et surtout arséniate, ainsi qu'à une matière animale et à quelques gaz, possèdent ainsi la faculté d'agir électivement sur tel ou tel système organique, à la manière des antiphlogistiques indirects, comme tous les médicaments tirés du

3.

règne minéral, et non pas comme excitants ni sti-
mulants. La base principale de ces sels , la soude,
agit principalement sur deux genres d'organes , les
membranes muqueuses et les tissus blancs, tandis
que les acides carbonique, sulfurique, hydrochlori-
que et arsénieux agissent sur le système circulatoire sanguin ; double action qui rend les eaux minérales de Plombières si utiles dans un grand nombre de maladies chroniques reconnues incurables
par les moyens pharmaceutiques. Les différents
sels de ces eaux, dont la dissolution et la combinaison sont si parfaites, ont la propriété de résoudre,
de fondre ou de modifier les états morbides sur lesquels elles agissent, en changeant leur nature, en
enlevant la phlogose des capillaires de toute sorte
qui constitue les maladies. Cette manière de voir est
très importante à admettre, car c'est elle qui donne
la clef du mode d'action de nos eaux. Je me résume.
Le principal élément fixe des eaux de Plombières
est la soude; on la trouve, comme nous l'avons déjà
dit, à l'état de sulfate de carbonate, d'hydrochlorate
et d'arséniate : les acides de ces sels sodiques exercent une action antiphlogistique sur l'arbre cardiaco-
vasculaire, tandis que la soude elle-même paraît
porter plus particulièrement son action élective sur
l'appareil digestif , action, sans contredit, antiphlo-

gistique comme celle de tous les produits métalliques indistinctement. Les sels de Plombières ont donc une double action élective dynamique, l'une gastro-entérique, l'autre cardiaco-vasculaire, mais dont le résultat final est toujours l'hyposthénisation à différents degrés.

Comme il est impossible de nier les faits, on a cherché à expliquer la manière d'agir des eaux thermales dans les affections chroniques de nature inflammatoire. On a dit qu'elles agissaient en changeant la nature de la phlogose, en la fesant passer à l'état subaigu, et par conséquent en la disposant à la résolution ; ou bien qu'elles la disséminaient sur la peau, les reins, les muqueuses, dont elles excitent les fonctions et augmentent les sécrétions , à la manière des révulsifs, des dérivatifs, etc. Il y a certainement souvent du vrai dans cette manière de voir.

CHAPITRE VI.

Mode d'administration des eaux.

Tous les malades qui vont à Plombières n'y vont pas seulement pour boire les eaux chaudes ou froides, mais beaucoup pour s'y baigner, et quelques uns avec défense de boire ; défense qui leur a été faite par des médecins mal instruits des propriétés de ces eaux. J'ai vu plusieurs malades porteurs de consultations dans lesquelles cette défense était formellement stipulée. C'étaient particulièrement des malades atteints de gastrite et de gastralgie. Chez quelques uns l'ordonnance prescrivait même la durée du bain, qui ne devait être que de dix ou quinze minutes, etc. , et si la douche était conseillée c'était pendant cinq minutes seulement ; enfin c'était prescrire les bains à doses homœopathiques. Pour ne pas les contrarier, je me résignais souvent à faire exécuter l'ordonnance ; mais les baigneurs, en général , sont causeurs, et ceux-ci, dans leurs entretiens avec les autres, apprenaient que des malades, souffrant comme eux de l'estomac, buvaient fort impunément deux, trois, quatre, cinq ou six verres d'eau minérale pendant la durée d'un bain de deux heures et s'en trouvaient même assez bien. Alors ils venaient presque tremblants me demander s'ils ne pouvaient pas, eux aussi, essayer de boire de l'eau chaude, et ils étaient tout ébahis de voir que cette eau passait sans la moindre gêne et que leur estomac s'en arrangeait à merveille. Cette défense de boire de l'eau est du reste fort rare aujourd'hui, et presque tous les malades qui se rendent à Plombières boivent de l'eau chaude ou froide, savonneuse ou ferrugineuse, prennent des bains, des douches et beaucoup aussi des étuves ; il y en a qui, tous les jours, boivent de 5 à 8 verres d'eau et plus , prennent un bain et une douche et , dans l'après-midi , une étuve.

L'eau thermale est en général bien tolérée par les baigneurs, même par ceux qui sont atteints de gastrite ou de gastralgie ; cependant j'en ai vu qui ne pouvaient pas la supporter les premiers jours de leur arrivée. Pour ceux-là il convient de la faire couper avec de l'eau savonneuse , du lait , une infusion de fleurs pectorales ou du tilleul , et de l'édulcorer avec du sirop de gomme ou même avec du sirop d'orgeat ; de jour en jour on diminue le mélange, et les malades arrivent bientôt à supporter l'eau seule et à la température de la source. L'eau chaude et même l'eau ferrugineuse doivent toujours être bues avant d'avoir mangé ou quand la digestion est faite. J'ai conseillé souvent, et toujours avec beaucoup d'avantage, l'eau ferrugineuse aux malades anémiques, chlorotiques, aux personnes atteintes de catarrhes chroniques, bronchiques, vésicaux, vaginaux, à celles qui avaient quelques lésions du cœur ou des gros vaisseaux, etc.

On ne doit pas boire une grande quantité d'eau les premiers jours, il faut y habituer l'estomac graduellement. Je fais commencer par deux verres de quatre onces le premier jour, trois verres le second, et ainsi de suite jusqu'à cinq, six, et même huit verres par jour. J'ai vu des malades, surtout à l'hôpital, qui en buvaient jusqu'à 15 ou 20 verres par jour sans être incommodés; de ces malades les uns transpiraient beaucoup, tandis que chez d'autres c'était la sécrétion urinaire qui était augmentée. En général, les malades qui ont pris quatre ou cinq verres d'eau thermale, pendant le temps qu'ils sont restés au bain, transpirent ensuite d'une façon notable, surtout s'ils se couchent au sortir de l'eau. Ceux qui restent levés, s'ils ne transpirent pas, ou s'ils transpirent peu, urinent beaucoup.

On boit ordinairement l'eau savonneuse aux repas pour couper le vin. Les malades qui transpirent beaucoup et qui sont tourmentés par la soif, en boivent dans la journée, au lieu de tisane.

Les premiers effets observés le plus généralement chez les baigneurs sont les suivants : recru-
descence de l'appétit, transpiration souvent abondante, ou augmentation de la sécrétion de l'urine,
qui devient neutre d'abord pour acquérir bientôt
la réaction alcaline, laquelle s'étend aussi à la transpiration et aux autres sécrétions. On comprend
jusqu'à quel point cette action sur les sécrétions
peut avoir de prix dans le traitement de la maladie
scrofuleuse, par exemple, ou dans les altérations
des reins et de la vessie. Les eaux ont quelquefois
un inconvénient qui tourmente beaucoup certains
malades, c'est de produire la constipation. Alors
il faut recourir aux lavements ou à quelques purgatifs, après quoi les fonctions de la défécation se
rétablissent. Je suis souvent parvenu à régler
les selles chez les malades que les eaux consti-
paient, en faisant mettre dans les deux premiers
verres d'eau thermale qu'ils buvaient le matin un
gramme de bicarbonate de soude.

Bains. Les bains que l'on prend à Plombières
sont tempérés ou chauds. On appelle *tempérés* les
bains dont la température est de 25 à 28° R., c'est-
à-dire au dessous de la chaleur naturelle du sang.
Les bains *chauds* sont ceux dont la température est

de 29 à 33° R., c'est-à-dire au dessus de là chaleur du sang.

Les effets des bains tempérés sont ordinairement un sentiment de bien-être, de douce chaleur à l'extérieur, d'expansion de la peau, qui semble se dépouiller d'une partie de son épiderme. Dans ces bains, le pouls baisse de quelques pulsations, surtout si le bain est prolongé une heure ou deux ; la respiration se ralentit en proportion de l'abaissement du nombre des pulsations du pouls. On éprouve aussi une grande propension au sommeil et des envies fréquentes d'uriner, surtout si l'on boit en même temps quelques verres d'eau minérale. Ces bains rendent plus agiles, délassent et rafraîchissent ; les fonctions de la peau deviennent plus actives : il en résulte enfin un sentiment de bien-être pour toute la journée.

On doit toujours prescrire les bains tempérés aux malades dont le système nerveux est délicat et mobile, aux hypocondriaques, aux personnes atteintes de lésions vers le cœur ou des gros vaisseaux. Tous les malades en général doivent commencer *leur saison* par quelques bains tempérés, et passer graduellement ensuite à une chaleur plus grande. En agissant ainsi, on prépare la péau peu à peu à une plus vive stimulation.

Le bain chaud, celui dont la température est de 29 à 33° R., a pour effets immédiats de produire un sentiment de spasme dans toute la périphérie du corps, comme le bain froid, moins cependant le frisson. Ce resserrement de la peau est bientôt dissipé pour faire place à un gonflement très marqué de tout le derme, même aux parties du corps qui ne plongent pas dans l'eau ; une grande augmentation de rougeur et de chaleur se manifeste surtout au visage ; le pouls est fréquent, la respiration accélérée, on ressent du malaise, de la soif et une forte transpiration ; quelques personnes éprouvent de l'angoisse, des palpitations, de l'oppression, des vertiges, un affaiblissement général, etc. Si l'on prolongeait l'emploi du bain chaud, malgré ces phénomènes, on serait très exposé à une attaque d'apolexie. La chaleur et la sueur continuent quelque temps après la sortie du bain, même quand les baigneurs restent exposés à l'air frais et même froid.

Les effets consécutifs du bain chaud, le matin du jour où on l'a pris, sont une faiblesse générale, une sorte de diminution dans les facultés intellectuelles, D'après ces phénomènes on voit que le bain chaud est d'abord excitant, et ensuite débilitant, surtout à cause de la grande transpiration qu'il occasionne et de l'absorption des principes minéralisateurs de l'eau. Il est très utile chez les sujets dont les fonctions de la peau sont lentes, perverties, principalement chez ceux qui transpirent avec difficulté et dont la peau est sèche, écailleuse ; chez les rhumatisants, les goutteux, etc.

Les phénomènes que nous venons d'exposer sont ceux qu'on observe le plus communément quand on fait usage du bain chaud, mais il faut dire que l'âge, le sexe, le tempérament, la nature des maladies, les différents degrés de susceptibilité de la peau, l'état de l'atmosphère, etc., modifient singulièrement son mode d'action. Nous avons vu des malades supporter très bien un bain de 29 à 33° R., et d'autres se trouver mal à l'aise dans un bain de 28° R. Beaucoup de sujets lymphatiques, gras, ou rhumatisants depuis longtemps, sont dans ce dernier cas.

Les bains en piscines produisent les mêmes effets que les bains en baignoires, et nous n'y voyons d'autre avantage que celui d'être d'un prix moins élevé. Je crois que c'est là, au reste, ce qui les fait surtout rechercher par un grand nombre de baigneurs. Si les piscines dans lesquelles on se baigne étaient assez vastes pour permettre l'exercice de la natation, nous serions alors de l'avis des médecins qui les préfèrent aux baignoires.

Nous répétons, au surplus, qu'une grande pis-

cine de natation serait d'un avantage immense pour
Plombières et les nombreux baigneurs qui se rendent tous les ans à ses eaux. Cette piscine serait facile à établir, puisque, ainsi que nous l'avons dit,
les deux tiers des eaux thermales ne sont pas recueillies, et qu'elles se perdent dans le sol ou vont se
jeter dans la rivière.

Douches. — On peut donner, à Plombières, un
grand nombre de douches, car plus de cinquante
cabinets de bains sont disposés de manière à pouvoir administrer ces agents thérapeutiques, souvent
si précieux dans un grand nombre de maladies. Les
douches sont perpendiculaires ou ordinaires, latérales ou dites à la Tivoli, écossaises ou à jet alter-
ternatif chaud et froid, ascendantes vaginales ou
anales.

Les plus employées aujourd'hui sont les latérales,
soit qu'on les donne à jet continu ou en arrosoir; ces
dernières doivent plutôt être employées sur l'abdomen, la poitrine, car, à jet continu et d'un trop gros
volume, elles pourraient déterminer des accidents
par le choc qu'elles déterminent. Il en est de même
pour les parties douloureuses qui sont le siége de
foyers inflammatoires subaigus; dans ces cas, les
médecins sages font administrer les douches au
pourtour du mal, et s'ils se hasardent à les faire

appliquer sur la partie malade, douloureuse, c'est au moyen d'un ajustage en arrosoir, percé de trous plus ou moins fins.

La douche, en général, agit à la manière du massage, stimule la fibre de proche en proche, rougit la peau qu'elle frappe, la met dans un état favorable à l'absorption des principes minéralisateurs, et favorise la résolution des tuméfactions subinflammatoires des articulations ou des viscères. C'est pour cela que nous pensons que dans bien des circonstances il vaut mieux faire prendre la douche avant le bain, afin de favoriser cette absorption et cette résolution.

La durée de la douche est ordinairement de 10 à 20 minutes. Il n'y aurait nul inconvénient à la prolonger davantage. On lui donne le degré de chaleur que l'on désire.

Les effets de la douche sont souvent merveilleux. J'ai vu un malade de l'hôpital, impotent, ne pouvant faire un pas sans être soutenu, arriver, après une *seule* douche sur les membres inférieurs et l'épine du dos, à marcher dans la salle, libre de tous supports. Les douches en arrosoir sont très utiles dans les engorgements articulaires déterminés par le rhumatisme et par la goutte, sur le rachis, dans les cas de maladies de la moelle épinière, dans les né-

vroses des parties génitales, et surtout dans la faiblesse générale et l'épuisement qui succèdent aux
jouissances solitaires et précoces ou à l'abus des
plaisirs vénériens. Elles sont aussi très avantageuses
chez les jeunes filles atteintes d'aménorrhée, quand
on les applique sur la région lombaire de l'épine,
sur le pourtour du bassin et sur le haut des cuisses.

A Plombières, on est dans l'habitude de donner
la douche après le bain, quel que soit le cas. Ceci
me semble peu raisonnable, car souvent j'ai vu des
malades qui se plaignaient de ce que la douche les
fatiguait beaucoup, les courbaturait ; d'autres qui
me disaient qu'elle les refroidissait, c'étaient surtout ceux qui prenaient leurs bains chauds. En faisant prendre la douche avant le bain, on remédie à
cet inconvénient, et si la douche a fatigué, le bain
délasse. D'ailleurs, l'espèce de friction, de massage opéré par la douche, dispose les parties dou-
chées à une plus facile absorption des principes minéralisateurs.

La douche écossaise, ou douche à jet alternativement chaud et froid, est un puissant moyen thérapeutique dans une foule de maladies, surtout dans celles
dites *nerveuses,* comme les gastralgies, les enté-
ralgies, enfin les diverses névralgies. Elle agit en
produisant des effets alternativement opposés d'ex-

pansion et d'astriction sur la peau, effets qui, répétés pendant 15, 20 ou 30 minutes de suite, déterminent une modification profonde des lésions nerveuses contre lesquelles la douche est administrée. Je pourrais citer un grand nombre d'observations de malades qui ont dû à ce précieux moyen thérapeutique la disparition d'affections qui avaient résisté pendant de longues années aux traitements les plus variés et les plus rationnellement conseillés. Au reste, dans le cours de notre travail, on verra dans quels cas ce genre de douche agit le plus efficacement.

Douches ascendantes intestinales et vaginales.

La douche ascendante anale est d'un très grand secours à Plombières; car, comme nous l'avons dit, ces eaux ayant souvent l'inconvénient de produire la constipation, la douche remplace très bien les lavements et peut même dispenser de recourir aux purgatifs. Elle est très fréquemment employée dans d'autres intentions, dans les cas d'entérite chronique, surtout de rectite et de colite; la grande quantité d'eau thermale qui se trouve introduite par cette voie dans les gros intestins y détermine des effets salutaires et qui aident beaucoup à la guérison de ces maladies. Souvent elle aide au retour d'anciennes hémorrhoïdes dont le flux contribue si puissamment à l'entretien de la santé.

La douche vaginale est employée dans les maladies du vagin et de la matrice, dans les flueurs blanches, les subinflammations du col de l'utérus, du corps et de la muqueuse de cet organe, et dans l'aménorrhée. Nous ne dirons rien de plus du mode d'action de cette douche sur les organes génitaux de la femme ; il est le même que dans les autres maladies dont nous avons déjà parlé.

Étuves.

Les étuves ont été employées en médecine, depuis la plus haute antiquité, dans le traitement de presque toutes les maladies chroniques, chez les Egyptiens, les Grecs et les Romains, etc. Cette médication est encore en usage chez les Orientaux et les habitants du Nord (les Suédois, les Finlandais et les Russes). Ces peuples prennent les étuves le plus souvent pour entretenir les fonctions de la peau et pour se préserver de beaucoup de maladies, tandis que chez nous on ne les emploie guère que lorsqu'on est atteint de quelque maladie chronique.

Les étuves humides agisssent par le calorique combiné avec l'eau en vapeur, tandis que les étuves sèches doivent exclusivement leurs effets au calorique; les unes et les autres excitent vivement toute la surface de la peau et déterminent une abondante transpiration. L'action des étuves se rapproche beaucoup de celle des bains chauds; cependant les effets immédiats de ces divers moyens ne sont pas entièrement comparables. Dans l'étuve humide, une couche de vapeur se condense promptement à la surface de la peau; dans l'étuve sèche, la peau ne s'humecte que par la chaleur. Dans le bain chaud, la pression et la densité du liquide se réunissent à la chaleur humide, et en augmentent l'effet de manière que l'on supporte bien plus difficilement une température élevée dans l'eau que dans un bain de vapeur, et bien plus difficilement dans celui-ci que dans l'étuve sèche. Il est aussi d'observation que la transpiration est bien plus abondante dans l'étuve humide que dans l'étuve sèche, et que le bain chaud provoque des sueurs beaucoup plus abondantes que les étuves humides et sèches. Ainsi, on voit que ces trois moyens produisent des effets sur la transpiration proportionnés à leur densité.

La température des étuves de Plombières est de 42 à 48 degrés R. dans les cabinets du bain National , et de **46** à **48** degrés **R.** dans l'espèce de sarcophage qui porte le nom d'*Etuve de Bassompierre*. La durée de ces énergiques moyens curatifs est de **10, 15, 20** ou **40** minutes , selon la susceptibilité individuelle , l'âge et les forces des baigneurs. Presque tous les malades chez lesquels il y a indication d'employer les étuves les supportent bien , surtout en ayant soin de faire placer à côté d'eux , dans l'étuve , un seau rempli d'eau froide , dont ils se servent , au moyen d'une éponge ou d'un linge , pour se rafraîchir le visage et même toute la tête. Nous avons vu , au moyen de cette précaution , des malades qui précédemment ne pouvaient pas rester plus de **5** ou **10** minutes dans les étuves , y demeurer **20** ou **40** minutes sans éprouver la plus légère incommodité.

A Plombières, les malades, en sortant de l'étuve, sont soigneusement essuyés, enveloppés dans des couvertures ou dans leur manteau , portés chez eux dans une chaise à porteur, et couchés dans leur lit bien bassiné. Là, pendant une heure ou deux, ils transpirent abondamment. Comme l'étuve produit sur toute la surface cutanée un état d'épanouissement qui dispose singulièrement à l'absorption, je crois que souvent un bain de vapeur à l'étuve de **5**, **10** ou **15** minutes, et immédiatement après un bain chaud, seraient un fort bon moyen à employer chez les malades dont la peau se montre rebelle à l'action sudorifique des bains et des douches.

Les maladies dans lesquelles les étuves conviennent particulièrement sont les rhumatismes, les sciatiques chroniques, les dartres et autres maladies cutanées invétérées; les affections syphilitiques anciennes, accompagnées d'éruptions ou de douleurs ostéocopes; les malaises ou plutôt les accidents qui dépendent de l'abus du mercure, dont les parcelles se sont revivifiées et cantonnées dans quelque recoin de l'économie; la goutte et les complications hépatiques, gastro-entériques. Enfin on les emploie avec beaucoup d'avantage dans un grand nombre d'affections des centres nerveux et des viscères.

On administre encore, à Plombières, des bains de vapeur partiels, dans une boîte, de tout le corps moins la tête; ou d'un membre seulement dans un appareil destiné à cet effet. Dans ces appareils, l'action de la chaleur se fait plus lentement sentir que dans les étuves, où tout le corps se trouve exposé.

CHAPITRE VII.

Inflammation des tissus fibro-séreux des muscles et des articulations. — Du rhumatisme et de la goutte.

Le rhumatisme articulaire et la goutte étaient désignés par les anciens sous le nom d'*arthritis*, maladie des articulations. Ce fut Baillou qui le premier, dans un traité intitulé : *De rhumatismo et pleuritide dorsali*, publié en 1642, traita du rhumatisme comme d'une maladie spéciale et ne devant pas être confondue avec la goutte. La distinction établie par Baillou a servi de point de départ à Sydenham, à F. Hoffmann, à Stoll, à Cullen, etc., etc., et généralement à tous les médecins qui depuis ont écrit sur ces affections.

Quelques praticiens modernes doivent cependant être exceptés. Ceux-ci ont vu que les deux maladies avaient trop de ressemblance pour pouvoir être décrites séparément et regardées comme des affections différentes ; ainsi Broussais, ainsi MM. Chomel, Bouillaud, Roche, etc. Nous allons dire à notre tour quelques mots de ce double genre d'inflammations, principalement sous le point de vue pratique.

La phlogose des tissus fibro-séreux des muscles ou des articulations reçoit différents noms, selon le siége qu'elle occupe. Ainsi on l'appelle *rhumatisme musculaire,* quand elle s'empare du système fibro-séreux des muscles. Si elle débute au contraire par une simple petite articulation, comme celle du gros orteil par exemple, on la désigne sous le nom de *goutte* proprement dite. On l'appellera *rhumatisme goutteux* quand elle envahit plusieurs de ces petites articulations, comme cela s'observe souvent au pied et à la main. Enfin, lorsque la phlogose apparaît d'abord au sein d'une articulation plus vaste, on la désigne alors sous le nom de *rhumatisme articulaire.*

Quel que soit, au reste, le point par où l'inflammation a débuté, que ce soit par les tissus fibro-séreux des muscles ou des articulations, la maladie, quand elle se prolonge, finit toujours par devenir constitutionnelle et ne plus offrir de différence dans ses caractères; les divers états inflammatoires se confondent alors.

Dans toutes ses variétés, la phlogose des tissus fibro-séreux, dite rhumatisme et goutte, peut se présenter à l'état aigu ou à l'état chronique. Ne vou-

lant ici considérer le rhumatisme et la goutte que
sous le rapport de leur traitement par les eaux minérales, nous les examinerons au seul point de vue
de l'état chronique, celui-ci étant le cas ordinaire,
et pour ainsi dire absolu où se trouvent ces maladies, quand on va aux eaux thermales afin de s'en
débarrasser ou d'en prévenir les récidives.

Dans cet état, les affections des tissus fibro-
séreux présentent les mêmes caractères que dans
l'état aigu, seulement à un degré moindre d'intensité; et les maladies qu'elles déterminent par leur
déplacement, par leur transport sur les organes
intérieurs, affectent le même état, c'est-à-dire se
développent et fonctionnent dans des conditions
chroniques, d'après la loi qui les rendrait aiguës
si elles succédaient à des inflammations fibro-séreu-
ses aiguës.

Comme nous écrivons surtout pour les malades,
dans le court exposé que nous allons faire des maladies qui nous occupent, nous nous bornerons à
les désigner sous les noms vulgaires de rhumatisme et de goutte, au lieu d'employer les périphrases
plus savantes d'*inflammation chronique* ou *subinflammation des tissus fibro-séreux des muscles
des articulations*, etc.

Rhumatisme musculaire chronique.

§ 2. — Cette variété du rhumatisme est presque toujours apyrétique. Son caractère sensible est une douleur plus ou moins vive, quelquefois fixe, bien plus souvent mobile, ayant son siége dans les tissus aponévrotiques, fibreux, d'un ou de plusieurs muscles, et augmentant à chaque contraction des organes affectés.

Le rhumatisme musculaire chronique se rencontre indifféremment dans toutes les parties du corps : à la tête, au cou, à la poitrine, dans les parties latérales et antérieures du ventre, dans l'appareil musculaire des lombes et du dos, mais surtout dans celui des membres supérieurs ou inférieurs. Ce genre de rhumatisme, après avoir parcouru, occupé successivement un certain nombre de muscles, finit souvent par se fixer sur quelque large articulation, et y produire des désordres graves, des désorganisations parfois incurables.

Rhumatisme articulaire chronique.

§ 3. — Le rhumatisme articulaire chronique est une affection très commune, qui succède presque toujours à son semblable sous la forme aiguë; cependant ce rhumatisme se montre quelquefois à l'état chronique sans précédent immédiat : mais il est fort rare que les personnes qui en sont attaquées n'aient pas eu à subir anciennement quelque atteinte de rhumatisme aigu.

Dans cette forme du rhumatisme, la douleur se fait sentir vive dans une articulation, peu marquée dans une autre ; et après avoir erré ainsi dans l'appareil articulaire, à différents degrés d'intensité, elle revient, en général, se fixer sur les parties qui l'avaient ressentie les premières. La force de la douleur est très variable, d'après le temps et selon que les malades s'exposent plus ou moins à la cause qui la produit le plus ordinairement, le froid.

La plupart des personnes atteintes de cette affection éprouvent un sentiment de froid glacial autour des articulations, quelquefois même dans tout le corps, et c'est là une sensation excessivement pénible. J'ai vu des malades obligés de se couvrir pendant les plus grandes chaleurs de l'été aussi lourdement qu'en hiver, et que cette précaution n'arrivait pas toujours à pouvoir réchauffer. Les fonctions de la peau chez les rhumatisants sont ralenties, presque inactives ; cette membrane extérieure est habituelment sèche, privée de transpiration, et tant que la disposition subsiste, les patients sont continuellement exposés à voir s'aggraver leurs souffrances. Le principal phénomène observé est une gêne plus ou moins grande dans les mouvements. Quelque douleur que l'on y signale, la rougeur n'apparaît jamais. Le gonflement, quand la maladie a sévi avec assez d'intensité pour entretenir un état fluxionnaire dans les parties, consiste dans l'infiltration, l'hypertrophie du tissu cellulaire, des ligaments et des parties fibreuses environnantes. La douleur redouble pendant les temps froids et humides, et les malades sont sans cesse exposés à des accidents plus ou moins graves : s'ils font une chute, s'ils reçoivent un coup sur une articulation ou sur une autre partie, il s'y développe aussitôt une inflammation dont l'acuité sera ordinairement en rapport avec la forme du rhumatisme, c'est-à-dire que les complications survenues pendant le cours d'un rhumatisme chronique seront plus tenaces, plus difficiles à déraciner que celles qui viennent s'enter sur le rhumatisme aigu. En revanche, les complications du rhumatisme aigu devront être attaquées avec plus d'énergie que les autres, sans cela leur marche rapide produirait bientôt des désordres extrêmement graves. On peut affirmer, sans craindre de se tromper, que les sujets atteints depuis long-temps de rhumatisme chronique, se trouvant, à cause de cela, dans un état de diathèse fibro-séreuse, sont très disposés aux inflammations chroniques, lesquelles débutent presque toujours par les tissus fibreux ou séreux des organes. C'est à cause de cette disposition que l'on voit un si grand nombre de rhumasants atteints, en outre, de lésions viscérales, de cardites, d'endocardites, de péricardites, de pleurésies, de péritonites, de néphrites chroniques, etc., maladies latentes qui, si elles ne sont pas reconnues et traitées à temps, condamnent fatalement les malades à périr de consomption.

De la goutte.

§ 4. —Les auteurs appellent goutte une phlegmasie articulaire dont le début s'opère sur une unique et petite articulation, principalement celle du gros orteil avec le métatarse. Cette phlegmasie de l'articulation du gros orteil est généralement regardée comme le prototype de la goutte.

Dans les attaques subséquentes, la douleur peut changer de siége : on la voit souvent faire son invasion par le tarse, le métatarse, l'articulation du pied avec la jambe ; par un doigt, le pouce, le poignet, etc.

Dans cette variété de la phlegmasie articulaire,

l'attaque n'est pas ordinairement déterminée par le froid, comme dans le rhumatisme ; elle est, en général, précédée et accompagnée d'irritations chroniques des voies digestives.

Aussi est-ce ce qui a fait dire que la goutte était la maladie des gens qui vivent trop bien, c'est-à-dire une affection préparée par une stimulation long-temps exercée sur les voies digestives, spécialement dans les organes sécréteurs de la bile et dans le système capillaire de la veine-porte, pour de là aller se fixer sur les articulations, etc.

Nous n'entreprendrons pas le dénombrement explicatif des théories qui ont été admises touchant la cause prochaine ou la nature de la goutte : nous nous bornerons à exposer en quelques mots la doctrine qui a le plus de crédit aujourd'hui.

Un régime animal trop abondant, avec abus des boissons alcooliques et défaut d'exercice, produit la pléthore et détermine la goutte et la gravelle, en développant une sécrétion surabondante d'acide urique. Lorsque cette sécrétion exagérée vient répondre à une irritabilité particulière des articulations et des reins, si l'excès d'acide urique n'est pas rejeté par les urines et la transpiration, il se combine avec la soude et la chaux contenues dans le sang pour former des urates de soude et de chaux qui vont ensuite se déposer, sous forme de concrétions, dans les articulations ou dans les reins. Ces concrétions, ainsi formées, donnent naissance soit à la goutte, soit à la gravelle.

Voilà la doctrine. C'est cette prétendue diathèse sur-urique dans le sang qui détermine la prédisposition à la goutte, et fait la spécificité de cette maladie. Mais, s'il en était ainsi, la goutte serait une maladie facile à guérir ; il suffirait de changer le régime des goutteux. Et puis, une autre difficulté se présente : Berzelius et Liebig ont démontré que l'acide urique n'existe pas dans le sang. Voici ce que l'illustre Broussais a dit de cette théorie : « Ex-
» plique-t-elle l'opiniâtreté de cette affection quand
» l'habitude en est prise ? rend-elle raison de tou-
» tes les irritations viscérales qui tourmentent les
» vieux goutteux, lors même que leur constitution
» est détériorée par le régime sévère, les pertes de
» sang, et qu'ils sont si loin de la pléthore et de
» la surazotation ? montre-t-elle la cause de l'ac-
» tivité des sympathies qui s'établissent, au bout
» d'un certain temps, entre les articulations souf-
» frantes, les centres nerveux, le cœur et l'esto-
» mac ? y voit-on l'explication de ces hypertro-
» phies du cœur si communes chez les vieux gout-
» teux ? Pourquoi, malgré l'affaiblissement et

» l'anémie de ces sujets, les articulations conti-
» nuent-elles de se phlogoser et de se subenflam-
» mer dans plusieurs nuances différentes, depuis
» le phlegmon jusqu'à l'infiltration gélatiniforme et
» l'état calcaire? Dans ce cas, la surabondance
» azotée n'existe plus, les sels calcaires n'ont pas
» abandonné les os qui ne sont point malades dans
» les lieux exempts de goutte; et cependant tou-
» tes les vicissitudes atmosphériques, toutes les
» stimulations un peu trop vives des centres ner-
» veux et des voies digestives, vont retentir dans les
» articulations, y font renaître la douleur, et y
» redoublent les congestions, dont chacune laisse
» un dépôt de matière muqueuse ou albumineu-
» se, ou, si l'on veut même, un peu fibrineuse,
» dépôt qui n'a pas le temps d'être résorbé avant
» qu'un autre revienne. Irrité dans sa matière ner-
» veuse, irrité dans ses capillaires sanguins, dans
» ses aréoles blanches, où la fibrine ne peut péné-
» trer, le pourtour des articles inondé de ces ma-
» tières en partie extravasées, en partie soumises
» à l'action des vaisseaux du lieu, éprouve diffé-
» rents vices de nutrition qui le détériorent de la
» manière la plus déplorable. De plus, les carti-
» lages inter-articulaires se fondent, tombent en
» détritus; les os s'usent, s'amincissent, dépourvus

» de ces tapis protecteurs ; et quelquefois autour
» de ces tissus, où l'inflammation languit, il se dé-
» veloppe tout à coup, dans ceux qui sont restés
» vierges d'irritation, une phlegmasie véhémente
» qui aboutit au phlegmon, à l'érysipèle ou à la
» gangrène. » (Broussais, *Examen des doct. méd.,*
3ᵉ éd., t. IV, p. 572.)

Pour nous, la goutte consiste dans une inflammation articulaire, de même que le rhumatisme ;
mais cette inflammation a son principal siége dans
la profondeur des articulations, dans les membranes synoviales. L'inflammation, une fois établie, se
dissipe difficilement, à cause du genre de vie de la
plupart des goutteux et de la disposition des phlogoses des séreuses à se reproduire. Lorsqu'un
goutteux a été atteint plusieurs années de suite de
la goutte, il est rare qu'il ne reste pas chez lui un
foyer d'irritation latent, caché dans quelque articulation, et dont l'existence peut être soupçonnée
par un sentiment de pesanteur, d'engourdissement et de sensibilité dans la jointure affectée. A
la moindre occasion, surtout si le malade n'observe pas un certain régime, ce feu caché dans la
capsule synoviale peut faire explosion, et alors le
paroxisme goutteux se déclare avec tous ses phénomènes. Pour éviter ces répétitions de phlogoses

synoviales qui constituent la goutte, il faut que les malades cherchent à se débarrasser par des médications appropriées, et surtout par un sage régime de vie, de tout ce qui peut provoquer le retour de l'inflammation. Autrement la persévérance répétée des attaques finit par épaissir et durcir les parties molles affectées ; il s'y établit une augmentation d'exhalation synoviale ; le tissu cellulaire environnant s'en imbibe : de là, hydarthrose et œdème. L'articulation se tuméfie plus ou moins, et la partie la plus fluide de l'exhalation inflammatoire se résorbe peu à peu, tandis que la plus épaisse séjourne dans l'articulation, et donne lieu à des concrétions, à des tophus ; de là difficulté des mouvements, et bientôt déformation de l'articulation. Souvent encore le travail inflammatoire ne borne pas ses invasions à la synoviale seule, il les étend de cette membrane aux tissus environnants, à la capsule fibreuse, aux cartilages articulaires, à l'os lui-même, etc.

La phlogose goutteuse peut successivement embrasser un grand nombre d'articulations, et prendre le caractère d'arthrite universelle fixe, ou de goutte vague, erratique ; et la phlogose, après s'être propagée successivement à toutes les membranes synoviales, peut encore s'attaquer aux autres membranes séreuses, telles que le péritoine, la plèvre, le péricarde,

l'arachnoïde. Il résulte de là des épanchements hy-
dropiques, des dérangements de ces divers appareils, dérangements plus ou moins graves selon les
membranes affectées.

Ainsi donc, pour traiter avantageusement la
goutte, au lieu de chercher à neutraliser les acides
que l'on prétend exister dans le sang, il faut, selon
nous, se hâter de faire avorter les phlogoses, les
irritations qui peuvent se trouver dans l'estomac,
le duodenum, le foie des goutteux ; dans leurs intestins, leur appareil circulatoire, ou dans tel autre
point sensible de l'économie; parce qu'une irritation
en réveille une autre, parce que les articulations
qui ont été enflammées restent long-temps exposées
à l'inflammation, et que tant que la constitution
conserve de l'énergie, les lois qui la régissent
tendent à rejeter vers les parties extérieures les
plus irritables les congestions actives qui se forment dans les grands foyers de la vie.

D'après ce que nous venons de dire, on doit voir
que le traitement de la goutte externe ou interne
doit être antiphlogistique ; antiphlogistique direct
quand la goutte est aiguë, c'est-à-dire qu'il faut
alors la combattre par les saignées générales et
locales; et antiphlogistique indirect quand elle
se prolonge, soit en se fixant sur une ou plu-

sieurs articulations, ou bien en se promenant d'une articulation à l'autre, etc. Quand la goutte est à l'état chronique, si le malade est fort, robuste, qu'elle réside dans les articulations ou dans un viscère, il faut encore commencer son traitement par une saignée ou une forte application de sangsues sur ou dans les environs du lieu malade, et ensuite employer les antiphlogistiques indirects qui ont la propriété de guérir cette maladie, ou, tout au moins, d'en prévenir ou d'en éloigner le retour. Ces moyens sont les eaux minérales salines, comme celles de Plombières ; les préparations de quinquina, les sulfate et acétate de quinine, le nitrate de potasse, etc., etc.

Quant à ce qui est des déplétions sanguines, il y a beaucoup de controverse : les uns les regardent comme très utiles, les autres comme nuisibles. Cette divergence d'opinions provient de ce qu'on s'est formé de fausses idées sur la nature de la maladie. Les mêmes contradictions sont observées à l'égard du rhumatisme. Cependant, on sait aujourd'hui que la saignée, surtout quand il y a de la fièvre, est un moyen héroïque de traiter celui-ci. Eh bien, il en est de même pour la goutte ; quand il y a fièvre, il convient d'abord de saigner le malade. Si la goutte est interne, et accompagnée de fièvre, c'est-à-dire qu'elle se soit portée sur un viscère, la prescription ne change pas ; il faut d'abord saigner, puis avoir recours aux moyens que nous appelons antiphlogistiques indirects. La saignée cesse d'être indiquée quand le malade est faible, et se trouve dans des conditions d'intolérance ; il faut en ce cas faire appel aux moyens dont l'action se porte sur les capillaires d'une manière fixe et constante.

Ainsi donc, les saignées générales et locales dans le traitement de la goutte aiguë, sub-aiguë et chronique, quand le sujet est fort, sont un très bon début de traitement ; mais la guérison n'est pas là tout entière. Il faut autre chose, il faut des remèdes qui aient une action élective constante sur les capillaires sanguins, et quelquefois sur les capillaires lymphatiques.

Le sulfate de quinine est un de ces remèdes électifs ; son action dans le traitement de la goutte soit aiguë ou chronique, *remontée, déplacée, vague,* est extrêmement remarquable. Ce précieux sel n'agit pas, ainsi qu'on le croit dans le monde, comme antipériodique et excitant, mais comme antiphlogistique debilitant. Il apaise ou guérit la maladie en quelques jours. C'est un puissant préventif de ses retours ; et s'il est employé en même temps que les eaux thermales alcalines, sulfureuses, etc., à des doses plus ou moins fortes, minimes quand la maladie est chronique, plus élevées si elle est aiguë ou subaiguë, il modifie bientôt l'état dynamique de l'organisme, et peut opérer une guérison radicale.

Le nitrate de potasse peut être dans bien des cas un excellent succédané du sulfate de quinine.

Nous ne pousserons pas plus loin la nomenclature des moyens que l'on peut nommer antigoutteux. Arrivons tout de suite au remède souverain, les eaux thermales.

Les eaux minérales de Plombières sont fréquentées tous les ans par un grand nombre de goutteux et de rhumatisants, dont la plupart en retirent les plus grands avantages, surtout pour les raideurs douloureuses des articulations. Les malades attaqués depuis long-temps de goutte ou de rhumatisme regardent comme des *gouttes* et des *rhumatismes remontés*, *déplacés*, toutes les phlogoses chroniques des organes intérieurs ; ainsi les gastrites, gastro-entérites, hépatites, cardites, néphrites, cistites chroniques, etc., etc., sont réputées par eux de nature goutteuse ou rhumatismale. Les eaux en boisson, bains, douches, étuves, bien administrées, produisent des résultats merveilleux, comme on le verra par les quelques observatious que je rapporte à la suite de cet exposé.

J'ai vu à Plombières beaucoup d'habitués qui y viennent tous les ans uniquement pour se préserver des retours de la goutte ou du rhumatisme. M. H... de Bar-le-Duc, fréquente Plombières depuis 46 ans. Pour avoir rompu deux fois avec cette antique fidélité, il s'est vu, pendant deux hivers, la proie de très pénibles accès. Un autre vieillard me disait aussi qu'après avoir été tourmenté pendant plus de dix ans par la goutte et la gravelle, il avait pris le parti de venir à Plombières, et que depuis plus de quinze ans qu'il y venait, il n'avait plus rien ressenti ni d'une part ni de l'autre. Une seule année, pourtant, il avait cru pouvoir se dispenser de sa visite ordinaire, se regardant d'ailleurs comme guéri depuis long-temps : or, pendant l'hiver de cette année là, il avait eu un violent accès de goutte et des ardeurs d'urine qui l'avaient fait souffrir pendant plus de trois mois.

Les vieux goutteux sont très nombreux aux établissements thermaux, surtout à Plombières ; ce sont particulièrement des personnes riches, habituées à la bonne chère, et prenant peu d'exercice. Parmi eux, il en est beaucoup qui prennent les eaux par précaution, disent-ils, ne se regardant pas comme de véritables malades. Des digestions lentes, des palpitations, de la gêne dans la respiration, tous ces malaises qui ne les empêchent pas d'agir, leur semblent ne pas mériter qu'ils s'adressent à un médecin pour être surveillés et soignés pendant l'emploi des eaux thermales. C'est là une façon de raisonner qui leur coûte souvent très cher; un bon nombre de ces *baigneurs amateurs* ne tirent aucun profit de leurs exercices thermaux, et plusieurs quittent les eaux beaucoup plus malades qu'ils n'étaient à leur arrivée. Ce sont en général ces visiteurs-là qui dépopularisent et font mettre en question l'utilité des eaux minérales.

Nous allons maintenant rapporter, le plus brièvement possible, quelques observations de malades que nous avons traités à Plombières, pendant la saison de 1848.

§ 5. — OBSERVATIONS.

Ire *Observation.* Claude-Joseph Couturier (1), âgé de 49 ans, d'un tempérament lymphatique et sanguin, est tourmenté depuis quatre ans de rhu-

---

(1) Nous ne donnons dans ce travail que les noms des malades observés à l'hôpital.

matismes des pieds, des genoux, des hanches et des mains. La maladie a débuté par l'inflammation des orteils. Couturier avait d'abord éprouvé des désordres dans les organes de la digestion. A l'origine de la maladie, il a été obligé de garder le lit pendant cinq mois, en proie à de violentes souffrances. Au bout de ce temps il a pu recommencer à marcher, mais péniblement et douloureusement. Tous les ans, depuis l'invasion de la maladie, il a éprouvé des récidives, et il n'a jamais été un jour, depuis quatre ans, sans compter quelque articulation douloureuse et tuméfiée.

Pendant les récidives, il présentait toutes les variétés du rhumatisme. Les articulations nouvellement tuméfiées montraient l'état aigu, d'autres étaient frappées à l'état subaigu; le plus grand nombre toutefois continuait à affecter l'état chronique.

A son entrée à l'hôpital, il souffrait considérablement et ne pouvait marcher qu'à l'aide de bâtons, qu'il avait même de la peine à tenir, tant ses doigts étaient raides et sensibles ; et au plus léger exercice il était tourmenté par des palpitations de cœur.

Le traitement thermal, eau en boisson, bains, douches et étuves, l'a complétement guéri de toutes ses infirmités. Au bout de sa saison, il marchait facilement sans supports artificiels, et ne ressentait plus aucune douleur, même après une promenade assez longue.

2ᵉ *Observation.* Jean-Michel Mathieu, âgé de 45 ans, d'un tempérament sanguin. Vers le milieu du mois de janvier 1848, cet homme a été attaqué d'un rhumatisme des articulations scapulo-humorales, cubitales, radio-carpiennes, métacarpiennes et phalangiennes; et, un mois plus tard, les articulations tibio-tarsiennes se sont aussi tuméfiées. Alors il a été obligé de garder le lit pendant deux mois. Malgré un traitement énergique employé, l'affection a passé à l'état chronique. Le malade en attribue l'origine à un refroidissement prolongé.

A son entrée à l'hôpital, Mathieu ne pouvait marcher qu'en se soutenant sur deux bâtons ; ses doigts et ses pieds étaient raides et très douloureux.

Traitement thermal. Eau minérale en boisson, bains, douches, étuves, une saignée, deux purgations. A sa sortie de l'hôpital , après 21 jours de séjour, Mathieu était tout à fait guéri : il a pu faire cinq lieues à pied pour retourner chez lui.

3ᵉ *Observation.* — Marguerite Conrad , âgée de 29 ans, institutrice à Frioville (Moselle) , d'un tempérament bilieux-sanguin. Elle habitait chez elle un rez-de-chaussée humide. Dans les premiers jours du Carême de 1845, elle a été attaquée d'un rhumatisme qui a envahi, dans l'espace de quelques jours, les mains, les pieds, les genoux et les hanches ; toutes ces parties sont devenues très gonflées. Pendant huit mois la malade n'a pu marcher qu'au moyen de béquilles, et depuis il lui avait fallu des bâtons.

Elle est entrée à l'hôpital le 10 août, et elle y a suivi le traitement thermal avec adjonction d'onctions de pommade d'iodure de plomb, d'extrait de ciguë et de camphre sur les articulations encore tuméfiées et douloureuses. Le 26 août, les mains et les pieds étaient guéris ; mais les genoux étaient encore tuméfiés et douloureux, je les ai cautérisés avec l'acide sulfurique ; elle a éprouvé beaucoup de soulagement de ce moyen.

4e Observation. — Nicolas Fevet, tisserand, de Rémiremont, âgé de 27 ans, d'un tempérament lymphatique, d'une constitution détériorée, ayant travaillé long-temps dans un endroit froid et humide, a été atteint, dans l'hiver de 1843, d'un rhumatisme articulaire suraigu. Les doigts et les poignets se montrèrent très tuméfiés et très douloureux pendant plus d'un mois. Mais lorsque l'inflammation commença à diminuer dans ces parties, elle envahit avec une grande intensité les deux gros orteils, et pendant plus de quinze jours Fevet éprouva des douleurs atroces. Un mois ou six semaines plus tard, toutes les grosses articulations des quatre membres se prirent successivement, et le tourmentèrent jusqu'au mois de mai, époque où les grands articles se trouvèrent à peu près débarrassés ; je dis à peu près, car ces articulations étaient toujours sensibles aux variations de l'atmosphère, lorsque le temps devenait pluvieux et humide. Pour l'inflammation des mains et des pieds, elle n'a jamais cédé complétement ; depuis quatre ans elle existe dans ces parties à l'état chronique, et les a déformées hideusement. Tous les hivers, depuis l'invasion de la maladie, Fevet voyait presque toutes ses articulations travaillées successivement par des récidives très douloureuses ; depuis cette époque, il n'avait pas été huit jours sans souffrir, et sa santé s'était complétement détériorée. Voici dans quel état je le trouvai lorsqu'il vint à l'hôpital de Plombières pour prendre les eaux.

Les mains étaient déformées, tous les doigts étaient noueux, c'est-à-dire avaient leurs articulations hypertrophiées, raides ; les uns étaient dans la demi-flexion, les autres tout à fait fléchis sur la paume des mains. Plusieurs de leurs articulations étaient atteintes d'ankyloses plus ou moins completes. Les deux mains étaient dans la demi-flexion sur les avant-bras. Les deux gros orteils avaient au moins le double de leur grosseur normale, et étaient un peu déviés en dedans. Ils étaient d'un rouge bleuâtre et très sensibles. Les deux genoux étaient aussi encore le siége d'une tuméfaction assez forte ; les ligaments rotuliens étaient entourés d'un empâtement élastique qui aurait pu faire croire à une hydarthrose si on s'était contenté d'en juger d'après la vue seulement. Ce pauvre malade était tout à fait estropié, ne pouvant presque pas se servir de ses mains, ni de ses pieds même pour faire quelques pas dans la salle. Sa santé générale était aussi, comme je l'ai déjà dit, tout à fait altérée ; il était tourmenté par des palpitations, des étouffements ; les digestions se faisaient avec beaucoup de peine.

Le traitement thermal pur et simple. Six verres d'eau en boisson tous les matins pendant le bain ; bain de deux heures et douches d'un quart-d'heure le matin ; les dix derniers jours de la saison une étuve de 20 minutes l'après-midi. Dans la journée quelques verres d'eau ferrugineuse. Ce traitement, suivi pendant 21 jours, l'a complétement délivré de toutes ses douleurs. Il a quitté Plombières dans l'état le plus satisfaisant, marchant très facilement,

5

quoique ayant encore les gros orteils hypertrophiés ;
il pouvait étendre les doigts déformés sur le métacar-
pe à angle droit ; l'extension des mains sur les avant-
bras se faisait complétement.

5e *Observation*. — Marguerite Poirot, âgée de
50 ans, d'Ervamont, dentellière, d'une constitution anémique, etc. Un an avant l'invasion de la
maladie, sa santé, qui avait été assez bonne jusqu'alors, commença à se détériorer ; la menstruation devint irrégulière et difficile, les digestions
très pénibles. Après les repas, la malade éprouvait
un sentiment de poids à la région épigastrique, de
la chaleur dans l'arrière-bouche, des bouffées de chaleur au visage, des bourdonnements d'oreilles, des
maux de tête, etc. Ce fut pendant ces dérangements
de sa santé qu'elle fut saisie, dans le commencement
de l'hiver de 1843, d'une violente inflammation des
articulations des pieds avec les jambes, du tarse,
du métatarse et des phalanges des orteils. L'inflammation resta bornée là pendant un mois, puis
ensuite elle commença à diminuer dans les pieds
pour s'étendre aux genoux, aux hanches et presque en même temps aux mains. Cette pauvre femme passa tout l'hiver de 1843 dans son lit, en
proie à de violentes douleurs. Ce ne fut que vers le
commencement de mai 1844 que son état s'amélio-

ra assez pour lui permettre de se lever et de marcher avec l'aide de deux béquillons. Les rhumatismes ont continué de se montrer ainsi à l'état chronique pendant l'été, et à l'état aigu ou subaigu pendant une partie de l'automne et les hivers. Les récidives se manifestaient d'abord dans les mains et les pieds, et finissaient par les grosses articulations, les genoux, les hanches, celles des pieds avec les jambes, etc. Voici comment elle se trouvait à son arrivée à l'hôpital, le 9 août :

Toutes les articulations des mains douloureuses, tuméfiées ; les doigts raides et dans la demi-flexion ; les gros orteils, et surtout les articulations tibio-tarsiennes, étaient le siége d'engorgements subinflammatoires, et devenaient très sensibles lorsque la malade voulait marcher, ce qu'elle ne pouvait faire sans supports artificiels. Toutes les articulations, attaquées à l'état aigu ou subaigu pendant l'hiver, ne cédaient qu'avec douleur aux mouvements qu'on leur imprimait. La malade était continuellement en proie à un sentiment de froid très incommode ; elle était en outre très gênée par des palpitations de cœur et des étouffements, surtout pendant les digestions, toujours très difficiles : phénomènes dépendant de la gastrite chronique, avec irradiation vers le cœur et les poumons, qui la tourmentait depuis cinq ans. Elle se plaignait aussi d'une constipation opiniâtre.

Le 10 août, le lendemain de son arrivée à Plombières, la malade commença le traitement thermal : cinq verres d'eau chaude en boisson pendant les deux heures qu'elle restait dans la piscine ; une douche de quinze minutes ensuite sur les articulations douloureuses ; et tous les deux jours, dans l'après-midi, une étuve de vingt minutes. Dans la journée elle buvait quelques verres d'eau ferrugineuse ; tous les deux jours elle prenait, le soir en se couchant, deux pilules d'aloès pour favoriser les selles. Le soir aussi on faisait des onctions sur le pourtour des articulations tibio-tarsiennes et radio-carpiennes avec la pommade suivante :

Axonge.	60 grammes.
Protoiodure de plomb. . .	6 id.
Extrait de ciguë.	8 id.
Camphre	8 id.

Mêlez.

Sous l'influence de ce traitement elle a éprouvé un grand soulagement, tant dans ses douleurs articulaires que dans sa santé générale. Le 30 août elle a quitté l'hôpital, se regardant comme guérie, marchant fort bien sans canne et pouvant se servir aisément de ses mains. Les palpitations, la gêne dans la respiration , se sont dissipées avec les douleurs articulaires et la gastrite chronique. Elle attribue en grande partie les bons résultats qu'elle a retirés du traitement thermal aux étuves, qui l'ont, dit-elle , *réchauffée*. Un seule chose la contrarie , c'est un sentiment de pesanteur dans les membres inférieurs.

6e *Observation*. — Marguerite Baudry, fille de paysans des environs de Dijon , âgée de 17 ans , d'un tempérament éminemment sanguin , réglée depuis deux ans, d'une constitution assez forte , quoique très flagellée par la douleur depuis trois ans. Cette jeune fille , au mois de mai 1845, après avoir été exposée à une pluie froide pendant plusieurs heures, fut atteinte d'un rhumatisme suraigu des pieds, des genoux, des hanches et des mains, parties qui se tuméfièrent et devinrent bientôt le siége de vives souffrances. Pendant plus de trois mois Marguerite Baudry fut obligée de garder le lit. Au bout de ce temps , dans le mois d'août , elle put se lever et marcher un peu au moyen de béquilles. Les articulations malades étaient toujours sensibles et tuméfiées , mais peu douloureuses quand elle se tenait couchée ou assise. Depuis , son rhumatisme est passé à l'état chronique et l'a laissée tranquille une partie de l'hiver et de l'été , pour reparaître à l’état aigu pendant le printemps. Voici, au reste, quelle était sa position le 22 août 1848, lors de son entrée à l’hôpital de Plombières :

Toutes les articulations primitivement atteintes engorgées, raides, frappées de fausse ankylose ; les orteils et les doigts des mains noueux, et fléchis sur la face plantaire des pieds et palmaire des mains à 20, 25, 30, et même 45 degrés, de manière à présenter une série d’angles plus ou moins prononcés ; les poignets et les malléoles gros, empâtés ; les articulations radio-carpiennes, tibio-tarsiennes et fémoro-tibiales tellement raides, qu’on aurait pu les croire ankylosées ; les deux jambes fléchies sur les cuisses sous un angle de 45 degrés, les mains fléchies sur les avant-bras, etc. Malgré tous ces désordres et ces subinflammations, la jeune fille avait de l’embonpoint, le teint très coloré ; ses digestions se faisaient assez bien. A la fin de la saison les articulations malades étaient moins tuméfiées, moins raides, moins déviées et moins douloureuses. Les jambes n’étaient plus fléchies sur les cuisses qu’à un angle de 20 ou 25 degrés. Elle pouvait marcher sans béquilles dans la salle et se servait beaucoup mieux de ses mains. Il aurait fallu, pour que cette jeune fille fût complétement guérie, qu’elle prît les eaux deux ou trois saisons, car une saison de 21 jours

ne pouvait pas suffire à éteindre une subinflammation si étendue et datant de plus de trois ans.

Le traitement thermal ordinaire : tous les jours
six ou huit verres d'eau thermale , un bain de deux
heures, une douche après, et tous les deux jours une
étuve .dans l'après-midi, ont beaucoup amélioré sa
position. J'ai fait ajouter au traitement thermal des
onctions, après les douches, et le soir avec la pommade d'iodure de plomb , etc. , et trois des pilules
suivantes en se couchant :

P. Sulfate de quinine . . . **1** gramme.
Soufre sublimé . . . . .   id.
Extrait de ciguë . . . . . **2** grammes.
M. pour **10** pilules.

Par dessus chaque prise de pilules elle buvait un
verre d'eau thermale.

7ᵉ *Observation.* — M*** F. , de Nancy, âgé de
58 ans , d'un tempérament sanguin-lymphatique ,
d'une forte constitution , habitué à la bonne chère,
goutteux depuis plus de quinze ans , sujet à de fréquentes indigestions. Depuis l'invasion de sa maladie , il était obligé de garder la chambre une partie
de l'hiver. Toutes les articulations de ses membres
ont été successivement le siége de violentes arthrites
qui ont fini par lui déformer les doigts et les orteils ,
en le faisant vivement souffrir, surtout par les temps

pluvieux et humides. Depuis quatre ou cinq ans , très gêné par la constipation , au plus léger exercice il éprouvait de la dyspnée et des palpitations, principalement lorsque ses hémorrhoïdes , auxquelles il est sujet depuis plus de vingt ans, ne fluaient pas. Il est venu à Plombières dans l'espoir, dit-il, de voir ses maux s'adoucir.

Avant de commencer le traitement thermal , je lui conseillai de se faire appliquer vingt sangsues à l'anus , et le lendemain de se purger avec une bouteille de limonade au citrate de magnésie.

Le quatrième jour il entreprit les exercices thermaux. Tous les jours un bain tempéré , de deux heures de durée, pendant lequel il buvait quatre verres d'eau de la source du bain des Dames. Après le bain, il prenait une douche en arrosoir sur les articulations et sur le ventre ; dans la journée il buvait trois verres d'eau ferrugineuse , et à ses repas de l'eau de Bussang pour couper son vin.

A la fin de la saison il s'est trouvé beaucoup mieux , ses doigts étaient moins raides et nullement douloureux ; la marche était aussi devenue moins pénible, les digestions se faisaient plus facilement qu'avant, et la dyspnée et les palpitations avaient presque entièrement disparu. Il a quitté Plombières, en se promettant d'y revenir tous les ans.

8ᵉ *Observation*. — Madame B., de Lyon, âgée de 44 ans, d'un tempérament sanguin-bilieux, d'une forte complexion, encore réglée, fille d'un père goutteux. A eu une gastro-entérite il y a cinq ans, et n'en a jamais été complétement guérie. Cette malade, l'année suivante, pendant l'hiver, fut prise d'une attaque de goutte dans le gros orteil droit, qui la fit cruellement souffrir pendant cinq semaines. Enfin l'inflammation se dissipa deux mois après son invasion; madame B. ne souffrait plus que lorsqu'elle marchait sur un sol inégal. Elle attribuait cette première attaque au mauvais état de ses organes digestifs et à une longue course, qu'elle avait faite la veille, qui l'avait beaucoup fatiguée, ayant une chaussure trop légère pour la saison.

A la fin de l'automne suivant, après avoir éprouvé des *dérangements* dans ses digestions, elle fut de nouveau attaquée d'inflammation dans le même gros orteil, inflammation qui s'étendit au gros orteil de l'autre pied. Pendant quinze jours elle souffrit beaucoup de cette double inflammation. Les articulations des pieds, des genoux, des mains et des coudes, furent envahies successivement, en même temps que celles des gros orteils, de manière à lui faire garder le lit pendant plus de trois mois.

Depuis lors, tous les hivers, madame B. a été attaquée de la même manière, c'est-à-dire que la maladie débutait toujours par un des gros orteils, s'étendait au bout de quelques jours à celui du côté opposé, et ensuite aux pieds tout entiers, aux genoux, aux mains, etc., en déterminant des douleurs très vives. Quand revenait le beau temps, madame B. pouvait marcher, quoiqu'ayant toujours les articulations sensibles et raides. C'est pour cela, et aussi pour améliorer ses fonctions digestives, que cette malade est venue à Plombières en 1848.

Le traitement thermal a produit l'effet qu'elle en espérait ; sous sa puissante influence, elle a vu se articulations se *délier*, revenir à l'état normal. Ses digestions se sont aussi de beaucoup améliorées ; une constipation opiniâtre qui la tourmentait depuis plusieurs années a disparu. Un gramme de bicarbonate de soude, que je lui faisais prendre matin et soir dans un verre d'eau thermale, a peut-être aussi aidé à la déroute de ce fâcheux symptôme.

CHAPITRE VIII.

Lésions des centres nerveux.

§ 1. — Les lésions des centres nerveux ou de leurs appendices, qui ont pour résultat principal l'affaiblissement ou la paralysie musculaire, sont heureusement modifiées ou guéries par les eaux de Plombières. J'ai vu obtenir, dans les circonstances de ce genre, des résultats que j'étais loin d'espérer, principalement chez des malades de l'hôpital, dont les affections avaient résisté à tous les traitements ordinairement employés.

Il est souvent difficile de dire si une lésion du mouvement musculaire dépend d'une affection du cerveau ou d'une affection de la moelle épinière. Cependant on peut, jusqu'à un certain point, assigner pour origine à la lésion du mouvement musculaire une lésion cérébrale, quand celle du mouvement frappe des muscles qui tirent leurs nerfs du cerveau, tels que les muscles de la face, de la langue, etc., ou toutes les fois qu'il existe en même temps un dérangement dans les facultés intellectuelles, dont le cerveau est le seul organe. On peut encore diagnostiquer que la lésion réside dans le cervelet, lorsque la paralysie des muscles locomoteurs est compliquée de convulsions rachidiennes. La lésion du mouvement musculaire peut au contraire être regardée comme dépendant d'une lésion médullaire rachidienne, toutes les fois qu'elle restera étrangère aux muscles tirant leurs nerfs du cerveau et qu'il n'y aura pas de dérangement intellectuel. Une diminution de la sensibilité et de la contractilité dans les points où la moelle épinière fournit seule des nerfs devra aussi faire penser que le cerveau n'est pas atteint.

Notre intention, cette année, n'étant pas d'aborder les hautes questions médicales qui se rattachent aux phlogoses ou sous-phlogoses du cerveau, de la moelle épinière ou de leurs membranes, aux diverses terminaisons de ces inflammations, etc., nous nous contenterons ici de rapporter quelques unes des observations que nous avons recueillies, pendant la saison thermale de 1848, à l'hôpital ou dans la ville.

9e *Observation.* — Madame Girardely, département des Vosges, âgée de 39 ans, d'un tempérament sanguin, journalière, a eu plusieurs enfants. Il y a cinq ans, quelques jours après être accouchée, elle fut prise de violentes douleurs dans l'épaule gau-

che, accompagnées de crampes et d'un fourmille-
ment très incommode dans les doigts correspondants.
Ces douleurs s'étendirent bientôt à la colonne vertébrale , et dès lors les membres inférieurs devinrent faibles, au point que la malade chancelait et
trébuchait en marchant ; il lui semblait toujours
qu'elle allait tomber sur le dos. Depuis deux ans
elle éprouvait de violents maux de tête : aussi l'on
eût dit, ce sont ses paroles, que sa tête allait s'ou-
vrir à chaque instant. Cet état l'affectait profondément et lui faisait craindre de devenir folle.

Entrée à l'hôpital le 3 août, elle en est sortie le
24 dans des conditions tout à fait meilleures. Sa
démarche, qui ressemblait naguère à celles des individus ivres, était redevenue presque normale ; elle
pouvait se servir de la main gauche, et porter son
bras sur sa tête. Au traitement thermal ordinaire j'a-
vais fait ajouter des pilules d'arnica et de strychnine.

Il est évident pour moi que les désordres éprou-
vés par cette malade se sont développés sous l'influence d'une lésion du cerveau et de la moelle épinière, remarquablement combattue par l'usage de
nos eaux.

10ᵉ *Observation*. — Arnould (George-Claude),
de Metz, âgé de 48 ans, d'un tempérament sanguin-
bilieux. Un jour de novembre 1843, étant chargé

d'un lourd fardeau, il sentit un craquement dans le flanc droit, immédiatement suivi d'une violente douleur qui s'étendit jusqu'au pied de ce côté. Il put cependant continuer de travailler tout le jour en traînant le membre, mais le lendemain il lui devint impossible de se lever, à cause des douleurs qu'il éprouvait dans les lombes, la hanche et tout le membre inférieur droit. Après dix-huit jours de traitement, il fut complétement guéri. Mais, quelques jours plus tard, les accidents le reprirent avec une grande intensité; les mêmes douleurs dans les lombes, dans les hanches et dans tout le membre. Il passa cette fois quarante jours à l'hôpital, au bout desquels il sortit complétement guéri de nouveau. L'année suivante (1844), il fut encore saisi des mêmes douleurs dans les mêmes parties, et resta presque tout l'hiver à l'hôpital, sans pouvoir sortir de son lit. Au beau temps il se rétablit à peu près, c'est-à-dire qu'il put recommencer à travailler de son état de poêlier, mais non sans ressentir de temps en temps ces douleurs obstinées des lombes et de la hanche. Il resta dans cet état jusqu'à l'automne de 1847; alors il commença à avoir des crampes, des picotements, des fourmillements, des tremblements dans les deux membres inférieurs; ses jambes fléchissaient sous lui, et il ne pouvait marcher que ployé en avant. Dans le mois d'avril 1848, après quelque relâche, il a vu revenir plus violemment que jamais la douleur dans les lombes, les hanches et les deux membres inférieurs, sans cesse agités par des tremblements et des crampes, surtout lorsqu'il était au lit. Ses bras se sont pris bientôt comme ses jambes. Il n'a jamais rien éprouvé du côté de la tête; ce qui peut faire penser que la maladie résidait entièrement dans la moelle épinière, et que la première cause de cette affection provenait d'une lésion traumatique, d'une distension vers la région lombaire. Enfin, à son entrée à l'hôpital, dans le commencement du mois d'août, il se traînait péniblement sur deux bâtons, tenus encore très difficilement à cause de la faiblesse et des fourmillements qu'il éprouvait dans les membres supérieurs.

Le traitement thermal, aidé de frictions faites avec de la flanelle imbibée d'un liniment de térébenthine camphrée, l'a presque tout à fait rétabli; car le 30 août il marchait facilement, et n'avait gardé de tant de maux qu'une raideur dans les muscles des gouttières vertébrales.

11ᵉ *Observation.* — Pierre-Joseph Jolly, âgé de 49 ans, de Fain, près Bar-le-Duc, cultivateur, d'un tempérament lymphatique et nerveux; constitution délabrée. Dans les premiers jours d'octobre

1843 , étant en transpiration, il s'est exposé au froid pendant plusieurs heures. Trois ou quatre jours après ce refroidissement, ses jambes ont commencé à s'engourdir, et quelques jours après les bras sont tombés dans le même état; alors les quatre membres ont été frappés de contractures qui se sont étendues aux muscles abdominaux et au diaphragme. La respiration et la digestion sont devenues difficiles, ainsi que l'émission des urines. Vers le 20 du même mois, le malade s'est trouvé dans l'impossibilité absolue de marcher, et même de s'asseoir, à cause de la raideur des articulations coxo-fémorales, etc. Ces diverses lésions se sont développées sans fièvre ni tuméfaction , mais avec douleur, surtout lors de l'arrivée des contractures. Des traitements de toutes sortes ont été employés sans le moindre résultat. Voici l'état de ce malade lors de son entrée à l'hôpital de Plombières, le 20 juin 1848 :

Tous les muscles plus ou moins raidis ainsi que les articulations ; impossibilité de se tenir debout, même appuyé sur des béquilles ; les pieds à angle droit avec les jambes, et la plante toute voûtée à cause du raccourcissement des muscles courts fléchisseurs des orteils , etc.; les muscles de la colonne vertébrale contracturés et douloureux , ainsi

que les apophyses épineuses, etc. Pendant les trois
premiers jours de son entrée à l'hôpital, le malade
a pris le matin un bain de deux heures dans la piscine du bain des Dames, et bu cinq ou six verres
d'eau thermale. Le 24 juin il a commencé à prendre, après le bain, une douche de vingt minutes sur
le dos, les membres et le tronc. Il a continué jusqu'au 10 juillet à prendre le bain, la douche, et à
boire. Alors j'ai fait ajouter dans l'après-midi l'é-
tuve, qu'il a continuée jusqu'à son départ.

Les résultats de ce traitement ont été la disparition de la raideur musculaire, la facilité de la respiration et de l'émission des urines. Mais il n'a
rien fait gagner du côté de la progression; Jolly
continuait à ne pouvoir pas se tenir sur ses jambes,
même avec des béquilles.

J'ai appris cependant, un mois après son départ
de l'hôpital, que son état s'était beaucoup amélioré,
qu'il pouvait marcher en s'aidant seulement d'une
canne. Ce progrès lui donnait l'espoir d'un réta-
blissement prochain.

12e *Observation*. — Antoine Martin, de Nancy,
lithographe, âgé de 42 ans, d'un tempérament lymphatique, d'une constitution délabrée. Sans causes connues, sans signes précurseurs, il a commencé, il y a deux ans, à éprouver un engourdisse-

ment et une insensibilité dans la partie externe des jambes, depuis la tête du péroné jusqu'au bord externe du pied. Cette insensibilité s'est étendue à la partie postérieure des cuisses et aux fesses : on aurait pu enlever la peau de ces parties sans qu'il eût accusé la plus légère douleur. Il lui vint en même temps une incontinence d'urine et des matières fécales, et il ne pouvait marcher que sur des béquilles. C'est dans cet état qu'il est venu, en 1847, à l'hôpital de Plombières pour prendre les eaux. Au bout de la saison, il put quitter les béquilles pour des bâtons. Il est revenu à l'hôpital cette année, le 15 juillet, et le 6 août la locomotion est devenue tout à fait libre : il peut marcher sans bâton ; il commence à mieux retenir ses urines. Mais la sensibilité du rectum, des fesses et de la partie postérieure des cuisses et externe des jambes, ne s'est guère rétablie. Il était très content toutefois, car, au moyen d'une douche ascendante intestinale chaque matin, les matières fécales ne lui échappaient plus dans la journée comme avant son entrée à l'hôpital. Une chose cependant le contrariait beaucoup, c'était le sentiment d'un poids de cinquante livres qu'il lui semblait toujours avoir suspendu au derrière, de façon qu'en marchant il avait l'air de porter un fardeau.

Ici encore, la moelle épinière seulement est malade, car le sujet n'a jamais éprouvé de désordres vers le cerveau.

13e *Observation.*—Clotilde Boucher, de Briare, âgée de 35 ans, d'une constitution lymphatique et nerveuse. A l'âge de 32 ans, après de violents chagrins, elle ressentit tout à coup de grandes douleurs dans la région frontale , accompagnées de vomissements. Presque en même temps, le bras gauche commença à s'engourdir, et les doigts à devenir le siége de fourmillements très incommodes. Quelques jours plus tard, le membre était complétement paralysé ; il n'y avait plus ni motilité ni sensibilité. Enfin, au bout de trois semaines, le bras était étendu et très raide. Un peu plus tard, le membre inférieur droit s'est engourdi comme le supérieur gauche ; bientôt le gauche s'est trouvé dans le même état. La locomotion devenant alors impossible, la malade a été obligée de garder le lit. Dans l'espace de deux mois ses jambes se sont fléchies à angle droit sur les cuisses ; sa vue s'est en même temps affaiblie. Elle était dans cet état quand elle est venue à l'hôpital de Plombières, le 10 juillet 1848.

Les eaux ont rétabli la sensibilité. A la sortie de la malade, **21** jours après son entrée, elle n'avait plus les jambes fléchies qu'à l'angle d'environ 40 à

45 degrés; le bras s'était déraidi et avait recouvré le mouvement; la vue s'était aussi notablement améliorée. La malade pouvait enfin marcher avec des béquilles, ce qui lui eût été impraticable auparavant.

La sœur supérieure de l'hôpital a eu occasion de revoir à Nancy cette pauvre infirme, cinq semaines après sa sortie de l'hôpital; elle l'a trouvée mieux encore et dans l'espoir d'une guérison entière.

Le siége de la maladie de cette jeune femme réside bien évidemment dans l'appareil cérébro-spinal.

14e *Observation.*—Madame Antoine, de Nancy, âgée de 37 ans, d'un tempérament lymphatique et nerveux. Encore une victime des affections morales, cette fois par l'inconduite de son mari, dont les habitudes d'ivresse lui causaient surtout de grandes frayeurs. Il y a trois ans, elle a commencé à ressentir de la faiblesse dans les membres, avec raideur et douleur des poignets, mais sans inflammation; la vue a commencé à s'affaiblir en même temps que les membres, et dans la même proportion. Les digestions sont devenues aussi très difficiles, au point qu'à son entrée à l'hôpital, le 20 juin, madame Antoine ne pouvait presque plus rien manger; elle avait la démarche vacillante comme celle d'une personne ivre. La tête aussi était le siége de douleurs violentes.

La malade est sortie de l'hôpital après les 21 jours d'usage, complétement guérie. Le traitement a consisté en bains, douches, étuves, et en quelques infusions d'arnica dans l'eau minérale pendant les derniers jours du traitement. ;

Cette cure est une des plus belles et des plus rapides que nous ayons vues à Plombières. Ici le cerveau seul était malade.

15e *Observation.* — Madame D****, de Nancy, âgée de 66 ans, d'un tempérament sanguin-nerveux. A la suite de violents chagrins et d'une grande frayeur, cette personne a commencé, il y a trois ans à peu près, à souffrir de la tête ; quelques semaines plus tard, un tremblement dans les membres est survenu. En même temps les idées se sont empreintes de tristesse ; madame D**** croyait devenir folle, elle parlait de la damnation de son ame, et désirait en finir avec la vie. Sous l'influence de semblables préoccupations, auxquelles s'ajoutait une insomnie presque invincible, ses maux se sont tellement aggravés qu'elle pouvait à peine se tenir de bout ; elle avait aussi la démarche vacillante ; quand elle se levait de son siége pour recevoir les personnes qui venaient la voir, elle faisait plusieurs pas en

avant, puis allait à reculons malgré elle. Ses digestions étaient devenues excessivement difficiles : les
moindres aliments lui donnaient des pesanteurs d'estomac, des espèces de suffocations. Elle était en outre
tourmentée d'une constipation opiniâtre qui cédait à
peine tous les huit jours à des lavements répétés. A
tous ces accidents s'étaient ajoutées des palpitations.

Avant de commencer le traitement thermal , je
prescrivis à la malade une saignée , et le lendemain une purgation. Très affaiblie d'abord par l'action de cette double déplétion , elle se trouva cependant soulagée. La tête lui faisait moins mal et
les palpitations avaient diminué.

Le troisième jour , madame D*** prit un bain
tempéré , une douche ensuite , et je lui donnai à
boire de l'eau thermale ; mais , cette boisson l'ayant
bientôt dégoûtée, je la lui fis remplacer par l'eau de
la Bourdeille (ferrugineuse). Au bout de quelques
jours je conseillai de prendre le soir deux des pilules
suivantes :

P. Sulfate de quinine.   .   .   1 gramme.

Extrait d'arnica.   .   .   id.

— de digitale.   .   .   id.

Mélanger, et diviser en pilules n° 16.

Pardessus ces pilules elle buvait une tasse d'infusion légère de fleurs de tilleul et de mauve.

Au bout de la saison elle quitta l'hospice, où elle était pensionnaire, dans un bien meilleur état. J'espère que l'effet des eaux aura continué après son retour chez elle.

16e *Observation.* — Mme Molle, brodeuse, d'Epinal, âgée de 44 ans, d'un tempérament bilieux et d'une constitution débile. Il y a sept ans, elle a commencé à être prise de violents maux de tête, accompagnés d'étourdissements ; presque en même temps ses membres inférieurs se sont affaiblis et sont devenus le siége de fourmillements, puis de crampes très douloureuses qui la réveillaient plusieurs fois dans la nuit. Un peu plus tard, elle a été attaquée vers la ceinture d'une douleur constante qui la comprimait comme dans un étau. Enfin en 1843 ou 44, après avoir habité une maison neuve, elle a été saisie d'un rhumatisme dans les articulations coxo-fémorales et dans les lombes. A partir de cette époque, il lui a été impossible de marcher, même avec des béquilles. Elle était dans cet état quand on la reçut à l'hôpital de Plombières, le 15 juillet 1848.

Je lui administrai le traitement thermal ordinaire aidé de frictions sur les parties faibles et douloureuses avec le liniment suivant :

P. Huile d'amandes douces. . 30 grammes.
— essentielle de térébenthine . 30 id.
Teinture de noix vomique . . 8 id.
— de digitale . . . . . 8 id.
Camphre . . . . . . 8 id.
Mêlez.

Elle a quitté l'hôpital grandement améliorée, débarrassée du resserrement de la ceinture, de ses étourdissements, de ses crampes, et ayant assez de force pour pouvoir marcher sans béquilles dans la salle.

Elle croit que ce sont les étuves qui lui ont fait le plus de bien.

17e *Observation.* — François Mathis, de Nanci, âgé de 48 ans, d'une constitution lymphatique et sanguine. A la suite de grands chagrins, il lui est arrivé d'abord de ressentir de la gêne et de l'engourdissement dans les muscles abdominaux ; puis sa prononciation devint embarrassée, et tous ses membres tombèrent dans un état de faiblesse qui, après deux ou ou trois mois, était dégénéré en paralysie complète, avec les doigts fléchis sur les mains. Par suite de cette paralysie, le malade est resté couché pendant 21 mois sans pouvoir remuer ses membres. Après ce laps de temps il commença à se lever et à faire quelques pas dans sa chambre en s'appuyant sur son lit, sur les meubles, ou bien en s'aidant de béquilles. Il était dans cet état quand il vint en 1847 à Plombières prendre les eaux ; il put, après la saison thermale, changer ses béquilles pour des bâtons. Il est revenu à Plombières le 20 juin 1848, et, le 11 juillet suivant, il a quitté l'hôpital, marchant facilement sans tuteurs artificiels, et ne ressentant aucune douleur. Il peut maintenant étendre les doigts, ce qu'il ne faisait pas auparavant.

18ᵉ *Observation.* —Toufner (Antoine), de Nancy, âgé de 47 ans, charron, d'un tempérament lymphatique. A l'âge de 37 ans, il a éprouvé une pneumonie, dont il ne s'est jamais complétement remis. Il a toujours toussé depuis, et dès qu'il travaillait il était pris de transpirations abondantes. Deux ans après cette maladie il a commencé à éprouver de violentes douleurs le long de la colonne vertébrale et dans les flancs, et dès lors il lui a été impossible de s'étendre complétement. Ses pieds sont devenus très sensibles et se tuméfiaient le soir; il avait les membres inférieurs si faibles, que souvent il tombait en marchant; ses genoux fléchissaient sous lui. Malgré tant de maux, la toux, les transpirations, les douleurs du dos, des flancs, et la faiblesse des membres, il a continué à travailler pendant plusieurs années, jusqu'en 1846. Alors seulement, il a été obligé de cesser, ne pouvant plus se tenir debout ni s'aider de ses bras.

Le 15 juillet il est entré à l'hôpital, dans un état d'impotence complète ; le feu aurait été à son lit qu'il n'aurait pas pu en sortir. Dix jours après son entrée, il se servait déjà de ses bras et commençait à marcher dans la salle avec deux bâtons. A la fin de la première saison il était considérablement amendé. Une dame qui était venue à Plombières prendre les eaux a eu la charité de lui payer une deuxième saison à l'hôpital. Pendant cette deuxième saison, j'ai aidé l'action de l'eau en boissons, des bains, douches et étuves, par l'administration des frictions suivantes le long de l'épine :

Huile d'amandes douces . . 30 grammes.

— essent. de térébenthine. id.

Teinture de noix vomique. . 16 grammes.

— de jusquiame. . . id.

Camphre . . . . . . id.

Mêlez.

Et à l'intérieur, je lui faisais prendre, matin et soir, deux des pilules suivantes :

Extrait d'arnica. . 2 grammes.

Strychnine . . . 5 centigrammes.

En pilules n° 20.

Cette double médication a produit le meilleur

effet, et le pauvre homme a pu quitter l'hôpital après ses deux *saisons*, c'est-à-dire au bout de 42 jours.

Ici la lésion de la moelle est mécanique, c'est-à-dire qu'elle est déterminée par la courbure de la colonne vertébrale; j'espère que l'innervation se rétablira chez ce malade par la disparition de la phlogose ou sous-phlogose des endroits où la moelle est le plus comprimée, ainsi que des membranes et du tissu cellulaire environnants.

19e *Observation.*—M. H..., forgeron, de Sarrebourg, âgé de 30 ans, d'un tempérament sanguin, d'une forte constitution, avait été sujet à des rhumatismes ambulants. En novembre 1847, après avoir travaillé plusieurs jours dans un endroit très humide, il fut saisi d'une violente douleur dans la partie externe du genou gauche, douleur qui se prolongeait jusqu'aux orteils. Quelques jours après, l'autre membre inférieur s'étant trouvé atteint de la même manière, le malade fut obligé de suspendre ses travaux et de garder le lit, car ses jambes tremblantes ne pouvaient plus le porter, et les douleurs étaient tellement fortes qu'elles l'empêchaient de dormir. Plus tard, trois semaines environ après l'invasion de la maladie, les douleurs se propagèrent le long des nerfs sciatiques jusqu'à la hanche, et lorsque

M. H... vint à Plombières dans les premiers jours du mois d'août, il était atteint d'une double sciatique qui s'étendait des hanches aux orteils, accompagnée de grandes douleurs, de faiblesse et de fourmillements dans les membres inférieurs ; il se croyait paralysé pour toujours.

Je lui conseillai l'usage des bains et des douches le matin, et de boire, pendant qu'il était dans l'eau, six ou huit verres d'eau thermale. Il se baignait dans la piscine du bain des Capucins. L'après-midi je lui faisais prendre une étuve d'une demi-heure, et le soir il se frictionnait avec le liniment suivant :

Huile d'amandes douces . . . 30 grammes.

— essent. de térébenthine . . id.

Teinture de noix vomique . . 16 grammes.

Camphre . . . . id.

Mêlez.

Sous l'influence du traitement thermal et de ce liniment, il a vu ses douleurs se dissiper promptement et la force revenir dans ses membres inférieurs. Il est parti au bout de sa saison, se regardant comme complétement guéri.

20e *Observation.* — Marie-Anne Clasquin, femme Gouvenet, âgée de 29 ans, de Nancy, cuisinière, d'une constitution faible. Il y a deux ans, lors de sa seconde grossesse, elle a été atteinte, après un refroidissement, d'un lumbago très intense, et quelques jours après d'une violente douleur dans la cuisse et la jambe droite , le long du trajet du nerf sciatique. Retenue au lit pendant six mois, en proie à des souffrances atroces , tous les traitements employés l'avaient fort peu soulagée. Elle est entrée à l'hôpital de Plombières le 20 juillet.

Elle a été soumise le lendemain de son arrivée au traitement thermal : six verres d'eau chaude , un bain et une douche tous les jours et des onctions avec une pommade narcotique sur les lombes et le trajet du nerf sciatique. Les huit derniers jours de la saison, indépendamment des moyens ci-dessus indiqués, je lui ai fait prendre l'après-midi une étuve.

Elle est partie le 10 août tout à fait guérie.

21e *Observation.* — Madame Bohin , fermière à Senoncourt (Meuse), âgée de 40 ans , d'un tempérament bilieux. Après des travaux au dessus de ses forces dans les champs , et des refroidissements multipliés , elle a été attaquée il y a deux ans d'un lumbago et d'une vive douleur dans la cuisse gauche , le long du nerf sciatique. Cette affection , à peine modifiée par un traitement antiphlogistique énergique , a bientôt passé à l'état chronique. La malade marchait très difficilement et souffrait presque sans cesse, surtout la nuit, à la chaleur du lit.

Elle est venue à Plombières dans les premiers jours d'août pour se soumettre au traitement thermal. Je lui ai prescrit en outre des frictions avec le liniment de térébenthine camphrée. Au bout de ses vingt et un jours, elle s'est trouvée dans des conditions beaucoup plus favorables.

22e *Observation.* — Marie-Françoise Fidon, de Vigarde (Jura), couturière, âgée de 28 ans, d'un tempérament bilieux. En septembre **1847**, elle fut atteinte d'une fièvre typhoïde, qui la rendit très malade pendant six semaines. Durant la convalescence de cette maladie, il lui survint une sciatique très douloureuse et des vomissements opiniâtres qui la tourmentèrent beaucoup pendant plus de trois mois. La sciatique avait envahi le membre inférieur gauche, et les douleurs occupaient tout le trajet du nerf, depuis son origine jusqu'à l'extrémité du pied. En même temps, les digestions sont devenues très pénibles, et l'on a vu apparaître les signes de la gastro-entérite chronique la mieux caractérisée.

Arrivée à Plombières le **23** août, la malade en est repartie le **14** septembre presque totalement guérie, n'ayant pourtant suivi le traitement thermal que pendant **21** jours. Il lui restait seulement de toutes ses souffrances un peu de gêne dans la hanche et vers la tête du péroné, lorsqu'elle marchait sur un sol inégal.

23e *Observation*. — Jacques Foin, de Belfort, âgé de 45 ans, d'un tempérament sanguin, d'une constitution forte: Il y a quatre ans, sans cause connue, sans signes précurseurs, il s'éveilla un matin ayant le côté gauche paralysé; son bras et sa jambe n'obéissaient plus à sa volonté, les mouvements étaient complétement perdus, et la sensibilité de beaucoup diminuée. Il fut obligé de garder le lit pendant trois mois. Au bout de ce temps on put le lever, et il commença à faire quelques pas en s'appuyant avec le bras droit sur son lit et les meubles de sa chambre. Un peu plus tard il put sortir dans les environs de sa maison à l'aide d'un béquillon, en traînant péniblement la jambe. Dans l'origine de sa maladie il fut saigné, purgé à plusieurs reprises, etc. Il ne croit pas avoir jamais eu la fièvre; à peine a-t-il éprouvé quelques maux de tête; il a toujours conservé son embonpoint; à part ses accidents, enfin, il ne se portait point mal.

Le 20 juin, à son entrée à l'hôpital, il marchait assez difficilement en s'aidant d'une canne à béquillon. Le membre inférieur paralysé était raide dans son articulation; la jambe, fléchie sur la cuisse, présentait un angle de 25 à 30°; l'articulation huméro-cubitale offrait aussi de la rigidité, et l'avant-bras formait avec le bras un angle de **20** à **25°**; les doigts, également raidis, se montraient dans un état de flexion permanente.

Le traitement thermal s'est composé tous les jours d'un bain de deux heures, d'une douche de vingt minutes sur le côté paralysé, et de cinq ou six verres d'eau thermale. J'ai aidé l'action des exercices thermaux par la prise, matin et soir, d'une des pilules suivantes :

Extrait d'arnica. . . . . 2 grammes.

   id   d'aloës . . . . .   id.

Strychnine . . . . . . 5 centigram.

   En pilules, n. 12.

Tous les soirs je faisais, en outre, frictionner le trajet de l'épine du dos et les membres paralysés avec un morceau de flanelle imbibé de baume de Fioraventi additionné de teinture de noix vomique et de cantharides.

Ce malade sortit de l'hôpital à la fin de la saison, fort soulagé et se regardant comme guéri ; il était d'une joie indicible. Il pouvait marcher sans bâton, et se servir assez bien de sa main, qui lui était complétement inutile avant son traitement. Les fausses ankyloses du genou et du coude n'existaient plus.

24ᵉ *Observation*. — Mme George, de Metz,

couturière, âgée de 37 ans, d'un tempérament bilieux sanguin. En avril 1847, elle eut une attaque d'apoplexie et fut prise en même temps d'une hémiplégie du côté gauche. Quelques jours après elle devint aliénée, et resta ainsi pendant quatre mois.

A son arrivée à l'hôpital, le 10 août, elle marchait en traînant le membre inférieur paralysé, et en s'aidant d'une canne. Son bras était tout à fait impotent.

Le traitement thermal ordinaire, aidé de frictions et de pilules d'extrait de noix vomique et d'arnica, a beaucoup amélioré la position de cette malade. Le membre inférieur a été complétement dégagé, le supérieur a acquis assez de force pour pouvoir exécuter une partie de ses mouvements ; les doigts seulement étaient incapables de serrer fortement les objets qu'ils tenaient.

25ᵉ *Observation.* — Nicolas Pergdol, de Metz, coloriste, âgé de 34 ans, d'un tempérament bilieux-lympathique. En février 1847, comme il remontait de sa cave, où il était entré en transpiration, il éprouva un fort étourdissement, et quelques instants après, tout le côté gauche de son corps était paralysé. Pendant un mois il resta couché. Au bout de ce temps, il commença à se lever et à marcher dans sa chambre, en traînant le membre inférieur , et en s'appuyant sur un bâton qu'il tenait de la main droite. Le bras paralysé était pendant le long du corps.

Ce malade a été frappé de paralysie, sans signes précurseurs, sans malaises antérieurs, sans maux de tête , etc. Le refroidissement subit qu'il a éprouvé a été bien certainement la cause de sa maladie.

Il est entré à l'hôpital le **10** juillet **1848**, malade comme un mois après l'invasion de sa maladie. Nous lui avons fait suivre le traitement thermal, qui a consisté en boisson d'eau chaude, sept ou huit verres par jour, bains et douches sur la colonne vertébrale et sur tout le côté gauche ; aux exercices thermaux nous avons fait ajouter quelques purgations, des frictions avec le liniment térébenthiné et camphré, etc. , et quelques pilules de strychnine.

Il est sorti de l'hôpital le **31** août, grandement amélioré, pouvant marcher sans canne et se servir de son bras et de sa main, dont les doigts étaient, avant le traitement, fortement fléchis.

Après ces principales lésions des centres nerveux nous pourrions citer d'autres observations relatives à des cas de névralgie. Ces affections, si tristes, si tenaces ordinairement, dont le siége réside principalement dans les plexus ou troncs nerveux, caractérisées par une douleur vive, continue, exacerbante ou intermittente, se trouvent très heureusement modifiées ou guéries par l'usage des eaux thermales de Plombières.

La névralgie du nerf crural, qui a son siége dans le trajet de ce nerf, est moins fréquente que la névralgie sciatique, mais est tout aussi difficile à guérir. La névralgie faciale, ou tic douloureux, a son siége dans les nerfs orbito-frontal, sous-orbitaire, maxillaire, et leurs divisions. Les douleurs vives qui caractérisent cette névralgie semblent commencer à la sortie des branches nerveuses des trous sourcilien, sous-orbitaire, mentonnier, etc. On conçoit que, si les eaux thermales de Plombières sont efficaces dans ces névralgies, elles le sont également dans toutes les autres névralgies et névroses, tant externes qu'internes. De tout temps les médecins praticiens de la Lorraine, du Lyonnais, de l'Alsace et de la Suisse, ont envoyé à Plombières leurs malades atteints de névralgie de l'estomac, des intestins, du foie, des reins, de l'utérus, de convulsions chroniques, de chorée, de tremblements, d'angine de poitrine, d'hypochondrie, d'épilepsie, d'hystérie, etc.

CHAPITRE IX.

Des subinflammations des articulations de la hanche (coxalgie), du genou (tumeur blanche), du pied, du coude, etc.

§ 1.—Ces affections, quand elles ne reconnaissent pas pour cause immédiate une lésion traumatique, telle qu'un coup, une chute, une distorsion de l'articulation, un exercice forcé, ou même un rhumatisme, se manifestent par l'engorgement chronique de l'articulation, sans changement de couleur à la peau ; elles sont particulièrement caractérisées par un empâtement élastique, sans fluctuation , avec raideur mais peu de douleur, surtout dans le principe. C'est particulièrement chez les enfants, les adolescents d'un tempérament éminemment lymphatique, de constitution scrofuleuse, qu'on les voit apparaître ; chez ceux qui sont élevés dans des lieux bas , humides , sombres ; enfin dans les circonstances propres au développement des scrofules et du rachitis. Nous devons dire que les adultes n'en sont pas exempts, surtout s'ils ont été scrofuleux dans leur enfance, ou s'ils ont encore quelque chose de la constitution scrofuleuse qui imprime, tant que l'individu vit, un cachet de chronicité à toutes ses maladies. Dans ces circonstances, a dit Broussais, l'inflammation qui commence souvent ces engorgements, s'immerge et se noie, pour ainsi dire, dans les humeurs blanches, dans la lymphe, etc., et fait place à la subinflammation.

Les engorgements chroniques des articulations sont souvent, comme nous l'avons dit, la suite d'une lésion extérieure; alors ils débutent avec toutes les apparences d'une inflammation aiguë, et si le malade est d'un bon tempérament, s'il vit au milieu de circonstances hygiéniques favorables, la maladie se termine par résolution ou par suppuration. Mais si cette inflammation a lieu chez des sujets éminemment lmyphatiques ou scrofuleux, elle passe à l'état chronique, au véritable état de subinflammation, envahissant les ligaments, les parties fibreuses de l'articulation, le tissu cellulaire environnant, se prolongeant même assez loin dans les muscles, et quelquefois jusqu'aux cartilages et même jusqu'aux os.

Ces phlogoses chroniques peuvent aussi commencer sans avoir été précédées de l'état inflammatoire aigu; alors la subinflammation envahit lentement l'articulation en procédant de l'extérieur à l'intérieur, ou de l'intérieur à l'extérieur. Je l'ai vue durer plusieurs années de suite dans les parties molles extérieures, sans se porter à l'intérieur de l'articulation. Mais, le plus souvent, la maladie débute par la membrane synoviale, par l'intérieur de l'article, et se propage de là aux autres parties molles.

Ces affections peuvent se terminer de différentes manières : par résolution, carie, érosion des fibro-cartilages et des os, ou par la désorganisation de toutes les parties qui constituent l'articulation. Lorsque ces maladies se prolongent, elles se compliquent presque toujours de raideur dans l'articulation malade, raideur qui tient souvent le membre dans une direction vicieuse, dans un degré de flexion plus ou moins grand, comme cela s'observe dans toutes les articulations des membres, mais particulièrement dans celles du genou, du coude, de la hanche.

Nous ne dirons point ici comment ces fausses ankyloses angulaires s'établissent ; nous nous bornerons à rapporter quelques observations qui montreront l'efficacité des eaux de Plombières dans leur traitement.

26ᵉ *Observation.* — Marie Th...., de Clairefontaine (Vosges), âgée de **21** ans, d'une constitution lymphatique, fille de cultivateurs. A l'âge de **17** ans, après avoir habité une maison humide et subi déjà quelques attaques de rhumatisme, elle commença à souffrir dans la hanche droite, qui devint tuméfiée, surtout dans le pourtour de l'articulation coxo-fémorale. Voici dans quel état elle se trouvait lorsqu'elle vint me consulter le 12 août 1848.

La hanche était toujours tuméfiée, l'articulation de l'os de la cuisse avec le bassin était douloureuse et presque privée de mouvement. Quand on voulait faire exécuter des mouvements à la cuisse dans le sens de la flexion ou de l'abduction, ces mouvements ne semblaient s'opérer que par l'os iliaque, qui paraissait seul mobile, etc. Elle ne pouvait s'asseoir que sur un siége élevé, la flexion de la cuisse sur le bassin étant impossible. Couchée sur un plan solide, le membre inférieur droit semblait plus court chez elle de près de deux pouces que le gauche, ce qui avait fait croire d'abord à l'existence d'une luxation spontanée de la tête du fémur. Mais, en examinant attentivement le bassin, je vis bientôt que la tête du fémur n'avait pas quitté sa cavité, et que l'inégalité de longueur des deux membres provenait du déversement du bassin sur le côté sain.

On doit comprendre, d'après ce que je viens de dire, que cette jeune fille devait marcher très difficilement et en boitant beaucoup.

Lorsqu'elle me consulta le 12 août, elle venait de prendre les eaux pendant une saison, sans résultat avantageux. Je lui conseillai d'aller passer huit jours dans sa famille, et de revenir au bout de ce temps faire une seconde saison. Elle fut de mon avis.

Je lui prescrivis à son retour un bain de deux heures chaque matin, dont la première heure dans la piscine du bain Tempéré, et la deuxième dans le côté le moins chaud du bain des Capucins. Après ce bain, on lui donnait une douche sur la hanche. Au traitement thermal je fis ajouter des frictions sur l'articulation malade avec la pommade de proto-iodure de fer, d'extrait de ciguë et de camphre. Elle faisait ces frictions après ses exercices thermaux et le soir en se couchant. Tous les jours aussi, je lui faisais prendre 15 centigrammes d'iodure de baryum dans un verre d'eau thermale.

Tous les deux jours, je faisais exécuter des mouvements à la cuisse sur le bassin, en ayant soin de tenir l'os iliaque dans l'immobilité.

Sous l'influence de ce traitement, qui dura un mois, toute la tuméfaction de la hanche se dissipa, et les mouvements de la cuisse sur l'os iliaque devinrent faciles et sans douleur. Elle quitta Plombières n'ayant presque plus d'inclinaison du bassin et boitant fort peu. Elle se regardait comme guérie.

27ᵉ *Observation*. — Marie V..., du Val-d'Ajol, âgée de 31 ans, non mariée, d'une constitution éminemment lymphatique. Elle a eu dans son enfance des tuméfactions des ganglions lymphatiques du cou, lesquelles ont abcédé et laissé des cicatrices. A 24 ans elle a éprouvé pendant quelques mois de la douleur dans la hanche droite; cette douleur s'est dissipée après une saison des eaux de Plombières. Dans le mois de janvier 1847, la douleur est revenue, accompagnée de tuméfaction de l'articulation coxo-fémorale. La malade fut obligée de garder le lit pendant six semaines, et lorsqu'elle put commencer à se lever, elle vit que sa cuisse ne fléchissait plus sur le bassin, que le membre inférieur droit paraissait moins long que le gauche. La marche en était devenue difficile et claudicante. Voici dans quel état elle était le 10 août lorsqu'elle vint me consulter.

La hanche droite plus grosse que la gauche, surtout dans le pourtour de l'articulation de la cuisse avec l'os coxal. Le membre inférieur affectait la rotation en dedans, la cuisse ne pouvait pas fléchir complétement sur le bassin. La malade éprouvait de la raideur dans l'articulation coxo-fémorale.

raideur qu'on ne pouvait vaincre sans de grandes douleurs.

Une saison thermale avait déjà été prise dans le mois de juin, mais sans résultats satisfaisants, sans doute à cause d'une mauvaise direction. Le 11 août j'en ai fait commencer une nouvelle qui a beaucoup mieux réussi, puisque la malade a vu disparaître les douleurs de la hanche, la tuméfaction, la raideur, etc. J'ai fait ajouter aux bains, douches, étuves et boisson, des onctions avec la pommade d'iodure de plomb, d'extrait de ciguë et de camphre, et tous les deux jours des manipulations qui avaient pour effet de faire exécuter à la cuisse des mouvements de flexion et d'abduction.

Marie V*** a quitté Plombières dans l'état le plus satisfaisant, marchant très facilement, pouvant exécuter des mouvements de flexion, d'abduction, et boitant à peine.

28e *Observation.*—M. W..., âgé de 25 ans, de Neufbrisach, d'un tempérament lymphatico-sanguin, d'une haute stature, avait dans son enfance éprouvé quelques uns des signes qui dénotent la constitution éminemment lymphatique, signes qui s'étaient dissipés vers l'adolescence. Depuis une dizaine d'années il éprouvait une lassitude et même de la douleur dans le genou droit, surtout après une marche prolongée. Dans le mois de janvier 1848, il a fait une chute sur son genou malade, et depuis ce temps-là les douleurs sont devenues permanentes : une légère tuméfaction s'est établie dans cette articulation, accompagnée d'hydarthrose très sensible sur les côtés du ligament rotulien. Depuis quelque temps la jambe ne pouvait plus s'étendre complétement sur la cuisse, de manière que la marche en était un peu gênée et qu'il existait de la claudication.

A la fin de juillet, il est venu à Plombières pour prendre les eaux pendant une saison. Tous les jours il a pris un bain de deux heures et une douche de 20 minutes, et pendant qu'il était au bain il buvait de 5 à 8 verres d'eau thermale. Après ses exercices thermaux, il pratiquait des onctions sur son genou avec la pommade d'iodure de plomb.

Au bout de quinze jours de ce traitement il était tout à fait guéri. Il n'existait plus de tuméfaction ni d'hydarthrose, et l'extension se faisait complétement sur la cuisse.

Mais dans une promenade à âne il fit une nouvelle chute sur le genou ; une inflammation assez vive en fut la suite.

Lorsqu'il a quitté Plombières il souffrait encore de cette chute. Après avoir combattu les principaux accidents inflammatoires, la veille de son départ je pratiquai des cautérisations avec l'acide sulfurique sur l'articulation encore un peu tuméfiée, espérant que ces cautérisations potentielles modifieraient avantageusement l'état morbide de l'articulation.

29e *Observation.* — Madame Genet, âgée de trente et un ans, d'Archette, d'un tempérament bilieux, journalière chez des cultivateurs, assez bien réglée. A l'âge de vingt-six ans , elle a commencé à ressentir des douleurs rhumatismales dans les membres, douleurs qui se portaient d'une articulation à l'autre et qui ont fini par se fixer sur la face antérieure et interne du tibia du côté droit, en s'irradiant jusque dans l'articulation fémoro-tibiale. Cette surface du principal os de la jambe était très douloureuse et recouverte dans presque toute sa longueur par des tuméfactions déterminées par la sous-phlogose du périoste et du tissu cellulaire environnant. Ces douleurs, quoique vives, ne l'ont jamais empêchée de travailler. Depuis un an cependant le genou malade était devenu un peu plus volumineux que l'autre ; elle marchait la jambe étendue sur la cuisse, ne pouvant plus la fléchir sur celle-ci, ce qui était très gênant pour le genre de travaux auxquels elle se livrait. Il fallait , disait-elle, beaucoup de courage et le besoin de gagner sa vie pour continuer de travailler avec ses infirmités.

Cette malade est entrée à l'hôpital le 16 juillet. Au bout de quinze jours de l'usage des eaux thermales en boisson, bains, douches et étuves, et l'emploi matin et soir d'onctions avec la pommade de protoiodure de plomb sur toutes les parties douloureuses, les mouvements du genou sont devenus libres, et les sub-inflammations du tibia ont presque entièrement disparu. Le 7 août, à sa sortie de l'hôpital, elle était complétement guérie.

30e *Observation.* — Hyacinthe G....., de Buligny (Meurthe), âgé de 14 ans 1|2, d'une constitution éminemment lymphatique. Dans son enfance il a eu le cou farci de ganglions lymphatiques engorgés.

A l'âge de 12 ans, il a fait une chute sur le genou gauche, qui devint immédiatement tuméfié et fut le siége d'une douleur sourde. Il garda le lit pendant un mois ou six semaines. Durant ce temps on fit des applications de sangsues, et l'articulation fut tenue couverte de cataplasmes émollients, etc. Malgré ce traitement, la tuméfaction du genou ne diminua pas, la douleur seulement devint moins forte. L'enfant recommença à marcher, ce qu'il a fait depuis, et toujours avec de grandes précautions, càr la plus légère secousse, le moindre choc, lui étaient très douloureux.

Voici dans quel état il se trouvait lors de son arrivée à Plombières. Le genou était près de moitié plus gros que celui du côté opposé, sans changement de couleur à la peau ; les côtés du ligament rotulien étaient tuméfiés, et présentaient un empâtement comme œdemateux et fluctuant ; le jarret était plein, et deux ganglions tuméfiés se sentaient au milieu du tissu cellulaire hypertrophié. La jambe ne pouvait pas s'étendre complétement sur la cuisse ; elle formait un angle de 25° avec celle-ci. L'aine du côté malade était remplie de tuméfactions lymphatiques. Le jeune malade ne pouvait marcher qu'à l'aide d'une canne à béquillon.

Le 16 août il a commencé les exercices thermaux : bains de deux heures, douche en arrosoir sur tout le membre, principalement sur le genou, eau thermale en boisson trois ou quatre verres tous les matins ; à la sortie de la douche on graissait le genou avec la pommade d'iodure de plomb, d'extrait de ciguë et de camphre. Dans la journée il buvait plusieurs verres d'eau minérale ferrugineuse.

Le 6 septembre, à la fin de la saison thermale, le

genou était à peu près à son volume normal, la jambe pouvait s'étendre complétement sur la cuisse, et la marche était devenue facile sans support artificiel. Il n'y avait plus de douleur.

CHAPITRE **X.**

De la gastrite et de la gastro-entérite chronique, etc.

§ 1. — Ces maladies consistent dans l'inflammation de la membrane muqueuse de l'estomac, ou de cet organe et des intestins en même temps. Elles ont été si bien décrites par l'illustre Broussais, que nous croyons devoir nous dispenser de les décrire de nouveau ; nous nous bornerons seulement à rapporter quelques observations touchant les avantages que les malades qui en sont atteints peuvent retirer des eaux de Plombières.

Les nuances des ces phlegmasies chroniques, connues aujourd'hui sous les noms de gastralgie, de gastro-entéralgie, et qui se montrent principalement chez les individus d'un tempérament éminemment nerveux, sont rarement primitives. Presque toujours, comme nous l'avons déjà dit, elles sont consécutives ou concomitantes des gastrites ou gastro-entérites chroniques. Ces affections présentent des phénomènes si variables dans leurs symptômes, leur marche, leur durée et leur traitement, que, dans bien des cas, elles font la désolation des malades et des médecins.

Les anciens désignaient ainsi les diverses sortes de gastralgie : *gastrodynie,* douleur de l'estomac ; *dyspepsie,* digestion difficile et douloureuse ; *boulimie,* faim excessive ; *pica,* perversion du goût ; *pyrosis,* douleur qui consiste dans un sentiment d'ardeur, de chaleur, naissant dans l'estomac et se prolongeant le long de l'œsophage. L'entéralgie était principalement désignée sous le nom de *colique nerveuse,* etc. Dans beaucoup de cas on pourrait rattacher l'hypochondrie proprement dite à la gastro-entéralgie. Nous avions à propos de l'hypocondrie, maladie si commune à Plombières, préparé des observations intéressantes. Mais, l'espace nous manquant, nous les publierons plus tard.

31ᵉ *Observation.* — M. P....., âgé de 31 ans, de Plombières, ancien gendarme, d'un tempérament sanguin-lymphatique et d'une forte constitution. Il y a trois ans, ce malade a commencé à ressentir dans la région épigastrique des douleurs devenues bientôt si fortes qu'il ne pouvait plus digérer que le potage, encore avec beaucoup de malaise. Il accusait des pesanteurs d'estomac, des frissons, des chaleurs dans le trajet de l'œsophage et du pharynx, ainsi qu'au visage.

Au mois de juin 1848, il se mit à prendre les eaux, mais sans résultat. Le mois suivant il me consulta, et je lui conseillai de recommencer l'épreuve en faisant une deuxième saison. Voici dans quel état je le trouvai alors :

Il était très affaibli et pouvait à peine marcher. Il éprouvait des douleurs violentes dans la région épigastrique, où l'on sentait une tumeur pâteuse, affectant le bas-fond de l'estomac. Il avait le teint jaunâtre, comme les malades qui ont un squirre de cette partie. Tous les soirs il éprouvait des frissons suivis de chaleur et de grandes transpirations, avec tous les signes de la gastrite subaiguë intense. Je lui prescrivis des bains tempérés, des douches sur le ventre, et l'eau thermale en boisson. Au traitement thermal je fis ajouter 2 ou 3 grammes de bicarbonate de soude, en plusieurs paquets qu'il avalait en buvant. Je prescrivis en outre, après la douche et chaque soir, des frictions sur les parties tuméfiées avec la pommade suivante :

P. axonge. .   .   .   . 45 grammes.
Protoiodure de plomb .   .   . 5   id.
Extrait de ciguë 6   id.
Camphre 6   id.
    Mêlez.

M. P.... sortit de cette seconde saison tout à fait guéri de sa maladie. Il avait recouvré une partie de ses forces ; et quand je quittai Plombières le 15 septembre , il me dit qu'il était dans son état normal, et qu'il pourrait fort bien reprendre du service.

Cette cure m'a fait beaucoup d'honneur à Plombières.

32e *Observation*. — M. Ch......, fermier , de Buchy (Moselle) , âgé de 32 ans, d'un tempérament sanguin-bilieux et d'une forte constitution. En 1843 il a commencé à éprouver de la pesanteur dans la région épigastrique après les repas, et presque en même temps des alternatives de constipation et de dévoiement qui le fatiguaient beaucoup. Cependant, la première année de sa maladie, il a continué à travailler comme s'il n'eût pas été malade ; mais la seconde année, et surtout les trois suivantes , son affection s'est aggravée ; les digestions, jusque là longues et difficiles seulement, sont devenues douloureuses ; une cuisson insupportable le long de l'œsophage et dans l'arrière-bouche, des bouffées de chaleur au visage, des maux de tête , des bourdonnements d'oreilles, en étaient l'accompagnement. Le malade voyait de plus des étincelles, des mouches, qui semblaient éclater et voltiger devant ses yeux. La pesanteur d'estomac ne se bornait plus à cet organe, elle s'étendait jusqu'à la région du foie, et même à tout le ventre, qui lui semblait ballonné. Avec cela des idées tristes, la pensée que sa maladie était incurable, etc.

Pendant ces cinq ans il avait essayé de bien des traitements plus ou moins rationnels, mais sans en tirer d'avantage. Enfin, il s'est décidé à venir à Plombières au mois de juillet 1848 pour suivre un traitement thermal.

J'ai commencé par le faire baigner dans les piscines du bain Tempéré. A la sortie du bain, je lui faisais prendre une douche en arrosoir sur tout l'abdomen et le dos, et pendant qu'il était dans le bain, je lui faisais boire 4 ou 5 verres d'eau minérale-thermale coupée les premiers jours avec l'eau savonneuse. Dans la journée il buvait 2 ou 3 verres d'eau ferrugineuse qu'il allait puiser au coulant de la source. Tous les deux jours il prenait, après les exercices thermaux dont je viens de parler, une douche ascendante rectale pour obvier à la constipation dont il était tourmenté depuis trois ans.

Chaque soir, en se couchant, il se faisait des onctions sur tout le ventre avec la pommade suivante :

P. axonge	60 grammes.
Iodure de potassium	6 id.
Extrait de ciguë	8 id.
Extrait de jusquiame. . . .	8 id.
Camphre	8 id.

Mêlez.

Après la saison thermale, il s'est trouvé bien soulagé, mais il lui restait encore de l'embarras dans le ventre, et ses idées noires revenaient par intervalle. Je lui conseillai de rester encore une dizaine de jours pour faire usage de la douche écossaise et des étuves, ce qu'il fit volontiers. Ces derniers moyens achevèrent sa cure. A son départ il avait recouvré sa gaîté et, disait-il, toute sa santé antérieure.

33ᵉ *Observation.* — Michel (Laurent), de Dijon, journalier, âgé de 51 ans, d'un tempérament sanguin-lymphatique. Il y a deux ans, à la suite d'excès de travail et de boisson, ce malade a ressenti de la douleur dans la région épigastrique, de la pesanteur stomachale après les repas, des bouffées de chaleur au visage, des bourdonnements d'oreilles, etc., tout le cortége ordinaire de ce genre de gastralgie. Bientôt la maladie s'était tellement aggravée, que Michel avait fini par ne plus pouvoir se nourrir que de lait, de panade, de soupe aux herbes ; les autres aliments étaient vomis un quart-d'heure ou une demi-heure après leur ingestion. Il était de plus tourmenté d'une constipation excessive, et la fièvre lui venait toutes les nuits avec de grandes transpirations ; il était très malade enfin, et très décharné, quand il est entré à l'hôpital, dans la première quinzaine du mois d'août.

Avant de commencer l'emploi du traitement thermal, j'ai fait pratiquer une saignée et appliquer
quinze sangsues sur l'épigastre. Le troisième jour,
Michel a pris un bain tempéré, et bu deux demi-ver-
res d'eau thermale coupée avec une infusion de
fleurs de mauve. Le lendemain j'ai fait ajouter, après
le bain, une douche en arrosoir sur le ventre et le
long de la colonne vertébrale, où il éprouvait de
grandes douleurs ; la boisson a été la même que le
premier jour. Les jours suivants il a continué les
bains et les douches, mais j'ai fait couper l'eau thermale avec l'eau savonneuse ; en sortant du bain,
et le soir en se couchant, je faisais pratiquer des
onctions avec une pommade narcotique. Dans la
journée je faisais boire quelques verres d'eau ferrugineuse.

A la fin de la saison, il s'est trouvé bien soulagé ; il pouvait manger des potages gras et un peu
de veau sans vomir. Enfin, il a quitté l'hôpital
en bonne voie de guérison.

CHAPITRE XI.

Chlorose.

Plombières reçoit tous les ans un grand nombre de jeunes filles chlorotiques qui s'en retournent admirablement guéries, surtout quand le médecin chargé de leur direction a conseillé, en même temps que le traitement thermal, l'emploi de l'eau ferrugineuse. J'ai eu occasion d'être consulté par plusieurs jeunes personnes atteintes de cette maladie, regardée à tort comme un produit de la faiblesse, et que caractérisent la pâleur de la peau et des lèvres, la tristesse, les palpitations, l'inappétence, la difficulté des digestions, et le retard du flux menstruel.

L'opinion que la chlorose est due à la faiblesse manque d'exactitude, puisque, dans la première période de cette maladie, le sang est presque toujours en excès et chargé de matières colorantes : ce que l'on peut vérifier, lors des saignées, par le caillot qui est gros, fibrineux, et souvent couenneux comme dans les maladies inflammatoires. C'est cet état du sang qui a porté plusieurs médecins italiens à faire des recherches sur la nature de la chlorose, recherches qui leur ont appris que cette affection était une artérite lente, générale. Partant de là, on peut établir que la pâleur et la décoloration de la peau ne tiennent point à la décoloration du sang, mais bien à une condition dynamique particulière du système capillaire périphérique, qui est comme contracté spasmodiquement.

De petites saignées sont quelquefois favorables aux chlorotiques, en secondant les autres moyens. Les eaux minérales ferrugineuses, salines, sont indiquées ainsi qu'un régime doux, bien plus convenable dans la majorité des cas que ne pourrait l'être un régime excitant et tonique. J'ai très souvent occasion, dans ma pratique spéciale, de vérifier l'exactitude de cette manière de voir quant à la thérapeutique de la chlorose. Ma position dans les hôpitaux civils de Paris me met à même d'être consulté fréquemment pour des jeunes filles lymphatiques, scrofuleuses, atteintes de courbures de la colonne vertébrale, de maladies des articulations, mal réglées, chlorotiques enfin ; chez lesquelles une légère saignée ou l'application de quelques sangsues, un régime doux, et l'usage quotidien de trois ou quatre verres d'eau minérale ferrugineuse de Passy, amènent, sinon toujours une guérison très prompte, au moins de grandes améliorations.

Dans la plupart des maladies chroniques de la femme pubère , on voit presque toujours des dérangements de la menstruation. Lorsque cette fonction est notablement diminuée ou supprimée, la surabondance du sang donne lieu à des troubles, à des lésions de l'appareil circulatoire , surtout des artères, qui en reçoivent le premier choc, et qui finissent fréquemment par se subinflammer et devenir le siége de dilatations ou autres altérations organiques. On conçoit alors que, si la surabondance du sang, produisant l'embarras de la circulation, vient à persister, la tunique interne des artères, continuellement irritée par la trop grande quantité de sang, doive enfin s'épaissir jusqu'à ne plus permettre le passage qu'à la partie la plu fluide du sang dans les artérioles de la circonference du corps. La conséquence de cette gêne sera la décoloration de la peau , décoloration qui bien évidemment ne provient pas de la faiblesse générale, mais seulement d'une arrivée moindre, insuffisante , du sang dans cette membrane. Une saignée dans le principe de la maladie produit toujours un grand soulagement, relève le pouls, diminue ou anéantit les palpitations. C'est alors qu'ensuite l'eau ferrugineuse de la source de la promenade des Dames devient un puissant adjuvant du traitement thermal en bains,

douches et étuves quand la peau fonctionne mal.
L'eau ferrugineuse arsenicale agit en effet très puissamment, comme antiphlogistique, sur l'appareil
circulatoire, tandis que le traitement thermal opère
avec la même autorité sur les autres systèmes organiques, qui sont souvent en même temps le siége de
foyers d'irritation.

34e *Observation.* — Dans les premiers jours du
mois d'août, je fus consulté par une jeune fille de
Dijon, âgée de 23 ans, d'un tempérament lymphatique et sanguin, qui avait cessé d'être réglée depuis plus de deux ans. Elle attribuait la cessation
des règles à de violents chagrins qu'elle avait éprou-
vés alors. Depuis cette époque, sa santé, toujours très bonne jusque là, s'était détériorée.
Il lui était venu des maux de tête, des étourdissements, des palpitations de cœur et de la
gêne dans la respiration, surtout à l'époque des
règles. Un peu plus tard, l'appétit était devenu irrégulier et les digestions pénibles : souvent même,
quelques heures après le repas, il arrivait à la malade de rejeter ses aliments, mêlés à des matières
d'un jaune verdâtre. Son état se compliquait d'alternatives de constipation et de dévoiement qui du-
raient souvent huit ou dix jours. Elle se trouvait
beaucoup mieux du dévoiement que de la constipa-

tion, parce que alors, disait-elle, ses digestions se faisaient bien. Malgré tout cela, elle avait pris de l'embonpoint; toutefois, elle l'attribuait à de la bouffissure, à de la mauvaise *graisse,* car elle n'avait nulle force et ne pouvait presque plus prendre d'exercice; son teint était devenu blafard, jaunâtre, ton général de toute sa peau. Pour la guérir, on lui avait fait suivre beaucoup de traitements, manger beaucoup de biftecks, de côtelettes, et sans le moindre résultat. Elle était désespérée de son état, lorsqu'une dame de la ville, qui avait guéri sa fille à Plombières d'une maladie à peu près semblable à la sienne, lui conseilla d'aller aussi à nos eaux, ce qu'elle fit avec empressement.

Le 5 août, après avoir reconnu la nature de la maladie, je pratiquai une saignée de douze onces, et le lendemain j'administrai un purgatif, le sujet n'ayant pas été à la garderobe depuis plus de huit jours. Ces deux déplétions la soulagèrent beaucoup. Le lendemain de sa purgation la jeune fille commença le traitement thermal.

Les deux premiers jours elle prit un bain tempéré de deux heures, et but trois verres d'eau de la source des Dames pendant qu'elle était dans le bain. Dans la journée je lui conseillai de boire trois ou quatre verres d'eau ferrugineuse. Après le troisième bain, on commença les douches en arrosoir sur la partie inférieure de l'épine du dos, sur le pourtour du bassin et le haut des cuisses. Je lui conseillai de boire dorénavant, en se baignant, cinq ou six verres d'eau thermale, et pendant le jour la même quantité de verres d'eau ferrugineuse, en commençant trois heures après les repas. Le dixième jour de ces exercices thermaux, elle vit ses règles apparaître à sa grande satisfaction. Elles coulèrent, comme avant sa maladie, pendant quatre jours. Elle se regarda dès lors comme guérie. Un jour après la cessation du flux menstruel, elle recommença le traitement thermal, qu'elle continua dix jours encore. Au bout de ce temps, elle quitta Plombières complétement guérie de tous ses maux, ayant échangé, disait-elle, la vilaine coloration de sa peau, son embonpoint factice, etc., pour son teint fleuri d'autrefois et son embonpoint normal.

Un résultat aussi prompt n'est pas rare à Plombières, surtout lorsque le traitement thermal est bien dirigé, et que le régime est approprié à l'état de souffrance des organes. J'avais conseillé à notre jeune Dijonnaise de ne manger qu'un plat de viande à chaque repas et de ne boire qu'un tiers de bouteille de vin par jour.

Je pourrais citer un grand nombre d'observations

aussi remarquables que celle-ci, mais je crois que cela serait inutile et inopportun dans ce livre, qui n'est qu'un aperçu des propriétés de nos eaux. Nous avons seulement voulu dans ce court chapitre exposer brièvement la théorie des maladies chlorotiques.

CHAPITRE XII.

Syphilis.

§ 1. — Les eaux minérales de Plombières sont très efficaces dans le traitement des accidents secondaires et tertiaires de la syphilis, employées seules ou en même temps que les iodures et les mercuriaux. J'ai remarqué qu'elles aidaient singulièrement à l'action de ces médicaments, dont elles rendaient les effets beaucoup plus prompts et plus sûrs. Pendant les exercices thermaux, le mercure et ses composés ne produisent jamais la salivation, ce qui est dû, bien évidemment, à l'action sudorifique et diurétique des eaux qui empêche la revivification des globules mercuriques dans les glandes salivaires.

L'efficacité des eaux de Plombières dans les lésions secondaires ou tertiaires de la syphilis, lésions si souvent très rebelles aux médicaments ordinaires, dépend, à notre avis, de l'arsenic, agent principal, élément souverain de ces eaux. On sait que l'arsenic est employé depuis long-temps dans les cas

graves de cette maladie, comme pour d'autres affections, ainsi que nous l'avons exposé en parlant de
l'action thérapeutique des eaux de Plombières.
Avant de rapporter les observations qui confirmeront
ce que nous avançons, nous indiquerons quelques
unes des lésions syphilitiques locales dans lesquelles
ces eaux o n t très heureusement employées.

On entend par accidents secondaires de la syphilis
les lésions où il y a infection générale, diathèse syphili-
tique, accidents qui se développent, dans les trois ou
quatre premiers mois après les accidents primitifs,
sur la peau, les membranes muqueuses, les testicules,
les yeux, etc. Ils consistent en rhagades sur la
peau, en abcès syphilitiques de la paume des mains,
de la plante des pieds, de la marge de l'anus ; en
ulcérations simples ou indurées des amygdales ,
des muqueuses de la bouche, du nez, de l'anus, de
la vulve et du vagin, souvent atteint alors d'é-
coulements abondants, de suintements de matières
ichoreuses, etc. ; on les voit apparaître enfin sur les
muqueuses génitales, sous forme de végétations ,
poireaux, verrues, choux-fleurs, etc.

Les accidents tertiaires se développent à des épo-
ques indéterminées, mais le plus ordinairement
long-temps après la cessation des accidents primitifs, et le plus souvent pendant ou après les acci-

dents secondaires. Ce sont des nodus, des tubercules profonds, des abcès sous-cutanés, des périostoses, des exostoses, des caries, des nécroses, etc., enfin des maladies dont la syphilis a pu favoriser le développement, telles que la phthisie tuberculeuse, les scrofules chez les sujets éminemment lymphatiques ; les subinflammations des tissus fibreux et osseux qui déterminent des douleurs aiguës, profondes, avec sensation de perforation, de pression, de déchirement dans un point des os d'un membre, se faisant particulièrement sentir la nuit. Ce sont ces douleurs que l'on désigne sous le nom d'ostéocopes, ou de céphalée quand elles ont lieu au crâne, précédant presque toujours les périostoses, les nécroses, les caries.

On range encore parmi les accidents tertiaires de la syphilis les pustules ou syphilides vénériennes. Elles sont toujours des signes positifs d'infection et se montrent plus fréquemment, d'après notre célèbre syphiligraphe Ricord, après les chancres qu'après la blennorrhagie. Elles peuvent apparaître pendant l'existence des accidents primitifs négligés, mal traités, mais plus souvent quelques mois ou même quelques années après. Elles peuvent exister sur toute la surface cutanée du corps et sur les parties les plus extérieures des membranes muqueuses. Presque toutes les syphilides vénériennes se diagnostiquent par une auréole cuivrée caracté- ristique.

Les syphilides se présentent sous plusieurs for- mes, sous la forme pustuleuse ou sous la forme tu- berculeuse ; les premières présentent aussi des va- riétés, car celles que les auteurs nomment *phlysa- ciées* sont larges, aplaties, souvent isolées, à centre purulent et à base entourée d'une auréole cuivrée. Quand elles se réunissent, elles forment de grandes surfaces croûteuses, brunâtres. On les voit au vi- sage, sur le tronc, les jambes, etc. Les syphilides que l'on désigne sous le nom de *psydraciées* sont petites, conoïdes, souvent confluentes, à base dure, et entourées, comme les premières, de l'auréole carac- téristique. Elles siégent particulièrement au front, sur le visage et les membres.

Les syphilides tuberculeuses présentent, comme les pustuleuses, plusieurs variétés : il y en a qui ont la grosseur d'un grain de chènevis ou d'un pois, et qui siégent sur le front : elles sont arrondies, de couleur cuivrée et jaunâtre, etc. ; d'autres qui se développent ordinairement sur la face et sur les ailes du nez : elles ont la forme et la couleur des précédentes, seulement elles s'ulcèrent rarement. Enfin il y en a qui consistent dans de larges tubercules isolés , arrondis , d'un rouge violacé à base jaunâtre ; celles-ci se voient le plus souvent au visage, au nez, à la lèvre supérieure. Ces syphilides tuberculeuses s'ulcèrent dans un espace de temps assez court ; leur ulcération, surtout quand elles sont réunies plusieurs ensemble, donne lieu à des plaies profondes qui peuvent détruire les parties sur lesquelles elles siégent , notamment le nez. Ce sont les plaies qui résultent de l'ulcération de ces syphilides tuberculeuses que plusieurs auteurs appellent ulcères malins , rongeants. Cette variété de pustule est la plus redoutable.

Une dernière variété de syphilide tuberculeuse , qui a pour siége favori les parties génitales et leurs environs , tels que la verge , le scrotum , le pubis , la vulve ou la marge de l'anus, est encore d'une cure souvent très difficile. Ces tubercules sont rouges , livides , circulaires, épais, aplatis, et peuvent acquérir la dimension d'une pièce d'un franc. Leur surface est humide, quelquefois excoriée, laissant suinter un liquide sanieux , grisâtre, d'une odeur infecte ; et quand ils sont agglomérés , il existe entre eux des fissures, des crevasses, etc.

Nous avons presque toujours observé que les sujets atteints de syphilides tuberculeuses étaient d'une constitution lymphatique ou scrofuleuse.

35ᵉ Observation. — J'ai été consulté dans les premiers jours du mois d'août par M. C..., commis voyageur de Nancy, âgé de 26 ans, d'un tempérament lymphatique, atteint depuis trois mois d'une large tuméfaction de l'aine gauche, sans changement de couleur à la peau ; peu douloureuse, car le malade pouvait se livrer à ses occupations ordinaires. En palpant cette tumeur on distinguait au milieu du tissu cellulaire trois ganglions lymphatiques qui paraissaient avoir la grosseur d'un œuf de pigeon. Cependant, quoique peu incommodé par la présence de cette tuméfaction, il ne laissait pas que d'en être inquiet en pensant à la cause qui l'avait déterminée. Au mois de février, dans l'espace de quinze jours, il avait contracté avec deux femmes différentes deux maladies vénériennes. Avec la première il avait gagné un chancre sur le gland ; avec la deuxième, une blennorrhagie. Le chancre avait été cautérisé, et avait disparu en quelques jours ; la blennorrhagie avait cédé, en vingt jours, aux potions de Chopart. Pendant un mois il s'était cru tout à fait guéri ; mais dans le courant de mai il commença à s'apercevoir de la tuméfaction d'un des ganglions de l'aine, tuméfaction qui s'étendit bientôt à d'autres ganglions voisins, et enfin au tissu cellulaire environnant. Des bains et des cataplasmes émollients sur la partie malade furent conseillés, ainsi que l'iodure de potassium à l'intérieur, mais sans résultat avantageux. Ce fut dans l'espoir de se débarrasser, de faire fondre sa tumeur, qu'il vint à Plombières.

Après avoir reconnu la nature de la maladie, je fis prendre tous les jours un bain de deux heures, la première heure dans la piscine du bain Tempéré, et le deuxième dans le côté le moins chaud de la piscine du bain des Capucins. Pendant le bain, notre malade buvait de cinq à huit verres d'eau thermale de la source du bain des Dames; après le bain, il prenait une douche en arrosoir de quinze minutes sur la région inguinale; ensuite il pratiquait sur la partie tuméfiée des onctions avec la pommade suivante :

P. axonge . . . . . . 60 grammes.
Protoiodure de fer . . . . 6 id.
Extrait de ciguë . . . . 8 id.
Camphre . . . . . . 8 id.
    Mêlez.

Il répétait les onctions le soir en se couchant. En même temps je lui faisais prendre des pilules de protoiodure de mercure, composées comme il suit :

P. protoiodure de mercure. . 2 grammes.
Extrait de ciguë. . . . . 2 id.

Thridace. . . . . **2** id.

Mêlez, et divisez en pilules n. **40.**

Pendant les cinq premiers jours, il prit seulement une pilule le soir ; ensuite deux, une matin et soir : par dessus chaque prise de pilules il buvait un verre d'eau thermale. Dans le jour il prenait trois ou quatre verres d'eau de la source ferrugineuse.

Au bout de huit jours de l'emploi de ce traitement il se manifesta un large abcès dans l'aine. J'ouvris cet abcès deux jours plus tard, et il en sortit une grande quantité de pus d'un blanc jaunâtre, strié de sang, mêlé de quelques grumeaux blancs, semblables à ceux que l'on rencontre dans les collections purulentes des scrofuleux. Je fis continuer les bains et les douches, comme s'il n'y avait pas eu de collection purulente. Dans l'espace de douze à treize jours la suppuration cessa complétement, la petite plaie se ferma, et l'aine était tout à fait revenue à l'état normal. Je fis terminer les exercices thermaux par quelques étuves.

Notre malade a quitté Plombières dans les premiers jours de septembre, complétement guéri, et fort content de son séjour.

36ᵉ *Observation.* — J'ai été consulté par un jeune Strasbourgeois, âgé de 22 ans, aussi d'une constitution éminemment lymphatique. Il avait été atteint dans son enfance d'ophthalmies scrofuleuses et d'engorgements des ganglions lymphatiques du cou. Il s'est guéri à Plombières, dans l'espace de vingt jours, d'une subinflammation du genou droit, existant depuis près de six mois, et qu'il attribuait à une blennorrhagie mal traitée, *tombée*, disait-il, dans son genou.

Quoi qu'il en fût de l'origine de la maladie, le traitement thermal, bains, douches en arrosoir sur le genou, boisson d'eau chaude, et des onctions matin et soir avec la pommade d'iodure de plomb sur la partie malade, guérirent promptement et complétement la maladie, qui était de nature à s'aggraver dans un espace de temps plus ou moins long, car les douleurs commençaient à devenir assez fortes pour gêner la marche et troubler le sommeil.

37ᵉ Observation. — Dans le milieu du mois de juillet, j'ai été consulté par une jeune femme de 28 ans, des environs de Langres, d'un tempérament lymphatique et sanguin, qui avait été atteinte, dans le mois de mai 1846, d'une blennorrhagie, pendant le cours de laquelle une *grosseur* s'était développée dans l'aine gauche. Des sangsues et des cataplasmes émollients appliqués sur cette tumeur avaient fini par la faire disparaître dans l'espace de deux mois. La blennorrhagie avait été traitée par

des injections et plusieurs potions au copahu , et
en deux ou trois mois la malade s'était trouvée assez
bien pour se croire guérie. Il lui était resté un léger
écoulement blanchâtre , lequel devenait plus abondant à l'époque des règles , qui avaient presque entièrement cessé depuis la blennorrhagie; mais cet
écoulement sans douleur n'avait pas autrement in-
quiété la malade. Pendant plus d'un an elle n'y
avait donc point fait attention , quoiqu'elle vît sa
santé dépérir, son teint et ses lèvres se décolorer ,
son appétit devenir capricieux , ses digestions difficiles. De plus, elle avait des palpitations , surtout
lorsqu'elle prenait de l'exercice , ou qu'elle éprouvait quelques émotions, etc. Les choses se passè-
rent à peu près ainsi jusqu'au mois d'avril **1848.**

Alors elle commença à ressentir de violents maux
de tête et des douleurs dans les os des jambes ; la
face antérieure des tibias devint surtout très sensible au toucher. Le tissu cellulaire sous-cutané
et certains points du périoste de cette face osseuse
présentaient un peu d'élévation ; la peau était d'un
rouge violacé dans quelques endroits ; presque en
même temps , des tubercules rougeâtres , circulaires , aplatis, apparurent au pourtour de la vulve ,
sur la peau; ces tubercules , dont la surface était
humide ou excoriée , laissaient suinter un liquide

grisâtre, d'une odeur infecte, etc. On avait fait prendre à la malade, pour les douleurs des jambes et les syphilides tuberculeuses des parties génitales, beaucoup d'iodure de potassium et de tisane de salsepareille pendant plus de trois mois , sans résultats bien marqués. Des personnes de sa connaissance , qui s'étaient guéries à Plombières d'affections rhumatismales, lui conseillèrent de se rendre à ces eaux pour ses douleurs de jambes , qu'elles regardaient sans doute comme de nature rhumatismale.

Enfin elle se décida à suivre le conseil qu'on lui donnait, et dans le milieu du mois · de juillet, comme nous l'avons dit , elle arriva à Plombières. Voici l'état dans lequel elle était alors :

La céphalée existait toujours, avec des exacerbations le soir et la nuit. Les douleurs éprouvées dans la face antérieure et interne des tibias étaient excessivement vives, perforantes ; ces surfaces osseuses étaient bosselées, et en quelques endroits bleuâtres ; les syphilides tuberculeuses de la vulve, au nombre de onze, dont quatre étaient excoriées , exhalaient une odeur semblable à celle du poisson pourri. Les règles étaient remplacées par l'écoulement blanchâtre dont nous avons parlé. La santé générale était détériorée, chlorotique ; tous les soirs la malade avait un mouvement fébrile. Voici le plan de traitement que je fis suivre à cette pauvre femme.

Pendant les quatre premiers jours, je lui fis prendre un bain tempéré de deux heures de durée, et boire pendant le bain trois verres d'eau thermale édulcorée avec du sirop d'orgeat. Dans chaque verre d'eau elle faisait dissoudre un demi-gramme de bicarbonate de soude. Au sortir du bain, elle oignait les points douloureux de ses jambes avec la pommade de belladone camphrée ; dans le jour, elle buvait un litre d'eau de la source ferrugineuse. Le cinquième jour je lui conseillai un purgatif, parce que, depuis son départ de chez elle, elle n'avait pas été à la garde-robe, et les lavements, de même qu'une douche ascendante rectale, n'avaient déterminé qu'une évacuation insuffisante. Le sixième jour, elle recommença les bains avec addition de la douche en arrosoir sur les jambes, la vulve et le pourtour du bassin ; je fis porter le nombre des verres d'eau thermale jusqu'à six et sept verres pendant la durée du bain, et sans addition de sirop ni de bicarbonate. Je fis aussi remplacer les onctions avec la pommade de belladone par des onctions matin et soir avec la pommade de proto-iodure de fer, d'extrait de ciguë et de camphre. Je lui conseillai, en outre, de prendre le soir une pilule de proto-iodure de mercure, ce qu'elle continua de faire pendant vingt-cinq jours. Elle continua aussi, pendant tout le temps de son traitement, de boire dans la journée un litre d'eau ferrugineuse. Il va sans dire que le régime alimentaire fut approprié à l'état des organes digestifs.

Ce traitement thermal, modifié et additionné, produisit un résultat surprenant chez la pauvre jeune femme. Dans l'espace de quinze jours il se fit un changement total dans sa santé; les accès de fièvre qu'elle éprouvait le soir et la nuit avaient disparu; son teint, de blanc plombé, était devenu rose; les lèvres s'étaient colorées et la respiration avait repris toute son ampleur; plusieurs des pustules de la vulve avaient disparu, celles qui avaient été ulcérées étaient cicatrisées et diminuées de volume; l'écoulement vaginal n'existait presque plus; la tuméfaction du périoste des tibias et du tissu cellulaire sous-cutané avait diminué des deux tiers. Elle avait encore quelques maux de tête le soir au bout d'une demi-heure qu'elle était dans son lit; mais ils n'étaient pas assez forts pour l'empêcher de dormir. Dix jours plus tard, le vingt-cinquième jour de son traitement, elle se regardait comme tout à fait guérie : car, indépendamment de la cessation de tant de maux, ses règles avaient reparu à peu près comme avant sa maladie.

L'observation de cette malade nous montre quelle vertu les eaux de Plombières ont dans le traitement des accidents tertiaires de la syphilis, et combien avaient tort les médecins qui les regardaient comme peu efficaces dans le traitement de ces sortes de maladies, contrairement à l'opinion des vieux auteurs qui ont écrit sur les eaux de Plombières. Comme nous l'avons dit, l'erreur des modernes provenait des analyses prétendues exactes de ces eaux. Mais aujourd'hui que la présence de l'arsenic y a été constatée, et en quantité notable, les malades atteints de syphilis aussi bien que tant d'autres reprendront, nous l'espérons, le chemin des montagnes des Vosges, où la santé les attend parmi des sites enchanteurs.

CHAPITRE XIII.

Un mot sur le Café.

Nous avions l'intention, à la fin de cet aperçu sur les eaux de Plombières, de donner une hygiène du baigneur ; mais, au moment de commencer ce chapitre, nous avons vu qu'un tel travail nous mènerait trop loin, qu'il faudrait pour ainsi dire établir un régime pour chaque classe de malades. Nous avons préféré en laisser le soin aux médecins choisis par les baigneurs.

Cependant il nous est impossible de ne pas dire quelques mots du café, boisson diététique si universellement en usage aujourd'hui. La pensée d'en parler nous est venue en voyant à Plombières un grand nombre de personnes, habituées au café, éprouver de la gêne, du malaise, après le repas, à cause de sa privation. On verra plus bas qu'avec les idées que nous avons sur les effets de ce délicieux breuvage, nous avons dû nous mettre au dessus du préjugé qui veut que le café contrarie l'action des eaux chez les baigneurs. Nous avons conseillé aux malades dont nous dirigions le traitement d'en continuer l'usage, avec modération bien entendu, surtout après le dîner. Nous sommes persuadé que le café est utile aux personnes, même irritables et névropathiques, qui sont sujettes à un afflux de sang vers la tête et l'estomac après le repas. Ce qui est mauvais, c'est la trop grande quantité d'eau-de-vie que l'on boit d'ordinaire en même temps ou après cette infusion. Il y a des pays, à Rouen, par exemple, où le nombre des petits verres va jusqu'à cinq ou six. La règle ordinaire est trois : le premier n'a pas de nom, il est compris dans la demi-tasse, le second s'appelle *consolation*, et le troisième *fil-en-quatre*. On comprend que, lorsque cela se répète plusieurs fois dans la journée, le café puisse être nuisible, puisqu'il devient l'occasion de la prise d'une telle quantité d'alcool.

Beaucoup ne voient dans le café que son effet secondaire, et disent : Le café est un stimulant, un excitant, parce que, aussitôt qu'on l'a pris, il ranime, excite le cerveau, développe l'imagination, empêche de dormir, rend spirituel, éloquent, courageux, favorise la digestion, etc. Mais est-ce en excitant, en stimulant l'organisme, qu'il produit les effets que nous venons de mentionner, ou bien en dissipant certains engoûments viscéraux, en rendant les fonctions naturelles plus libres, à l'instar de certaines eaux minérales? Nous sommes porté à penser que c'est de cette dernière

manière qu'il agit, car l'observation de l'action exci-
tante du café est basée sur l'effet qu'on éprouve en le
prenant après les repas copieux, lorsqu'on s'est sti-
mulé par les aliments et les vins, lorsque le cerveau
et l'estomac sont comme engourdis, congestionnés,
envahis, ou bien le matin lorsque l'on se trouve
dans un état de pesanteur congestionnelle du cerveau. Ainsi donc, d'après nous, les résultats a-
gréables qu'on éprouve après avoir pris du café
à la suite des repas, ou le matin, sont dus à son
action *décongestive*, et non à son action stimulante.
Nous sommes persuadé que beaucoup de personnes qui pourraient avantageusement faire usage du
café, comme d'un bon moyen diététique, en sont
privées à cause des fausses théories qu'on a sur son
mode d'action.

Le café, pris le matin avec ou sans lait, rend la
circulation céphalique plus libre et les fonctions
cérébrales plus faciles. On se sent plus léger, plus
dispos, et même, chez beaucoup de personnes,
il détermine une évacuation alvine. Mais, dans
le milieu du jour, quelques heures après avoir mangé, lorsqu'on est déjà fatigué, si l'on prend une
tasse de café à l'eau, on ressent aussitôt une lassitude générale, un tremblement dans les membres
inférieurs, dans les poignets, sentiment de vide au

cerveau et à l'estomac, céphalalgie, difficulté dans la pensée, apathie, ralentissement dans le pouls, enfin un véritable malaise, etc. Tous ces phénomènes se dissipent à dîner, surtout au moyen des boissons alcooliques, qui sont tolérées alors plus facilement qu'à l'ordinaire. Ainsi, d'après ce que nous venons de dire, le café n'agit point comme excitant, mais comme débilitant, comme décongestionnant du cerveau et de l'estomac : c'est pour cela que nous le croyons très utile après les repas, surtout quand ils ont été copieux, c'est-à-dire quand ils ont congestionné le cerveau et l'estomac.

Beaucoup de personnes ne prennent pas de café parce que, disent-elles, il les empêche de dormir. Cela est vrai ponr les individus qui ont les fonctions cérébrales peu actives, qui vivent très frugalement, pour les buveurs d'eau, etc. Chez ces individus, le café, par son action hyposthénisante, élective, sur le cerveau, décongestionne trop les vaisseaux de cet organe de la pensée, et y produit un sentiment de vide qui empêche le sommeil. Dans les insomnies morbides produites par une irritation des capillaires encéphaliques ou des méninges, le café, au contraire, agissant alors comme décongestionnant, comme antiphlogistique, en remettant le cerveau dans sa condition normale, dispose le malade au sommeil.

Le café a été souvent employé par de bons praticiens comme médicament dans une foule de maladies,
par exemple dans la chlorose, dans les fièvres intermittentes, dans les rhumatismes chroniques,
dans les paralysies, dans le scorbut, dans quelques
obstructions viscérales, dans le *delirium tremens*,
dans l'ivresse, dans l'intoxication alcoolique, dans
l'empoisonnement par l'opium, dans les affections
soporeuses, l'engourdissement des sens. leur col-
lapsus; et chez les personnes tristes, mélancoliques,
hypocondriaques. Dans tous ces cas, il agit toujours
en dissipant les congestions encéphaliques ou autres par son action antiphlogistique, et non en stimulant les organes.

Indépendamment de son action élective sur le cerveau et l'estomac, le café est encore, comme on va
le voir, un excellent aliment.

M. Payen établit que le café à l'eau, préparé avec
100 grammes pour un litre, contient 20 grammes
de substances alimentaires, et par conséquent a de
grandes propriétés nutritives, propriétés augmentées
encore par l'addition du sucre avec lequel on l'édul-
core, ou du lait avec lequel on l'associe. Ce savant
dit que le café, fait dans de bonnes conditions, offre
un liquide alimentaire représentant trois fois plus
de substances azotées que le bouillon. Nous

voyons donc que le café est un aliment très nutritif, en même temps que très agréable par sa saveur et son arome.

Le café a besoin d'une bonne préparation pour jouir de toutes ses propriétés. Il faut le torréfier de façon à ce qu'il prenne une teinte or foncé ou demi-roux ; torréfié à ce degré, il conserve son maximum d'arome et de poids, mais développe moins de matière colorante, et c'est à cause de cela que les bons marchands ne le torréfient pas davantage. Si l'on pousse la torréfaction jusqu'au marron, degré le plus ordinaire, il y a une perte en poids de 20 pour 100, et un accroissement de volume de plus du tiers, accroissement de volume qui dépend du boursoufflement des substances azotées interposées dans le tissu des grains. Beaucoup de petits cafetiers poussent encore la torréfaction plus loin, par exemple jusqu'au brun ou noir vernissé : alors l'infusion ou décoction est très brune, moins liquide, a moins d'arome, et devient très amère à cause de l'altération des matières organiques azotées, et surtout de l'huile essentielle, source et principe du délicieux parfum de cette fève.

M. Payen a trouvé la cause principale du gonflement des grains de café pendant l'opération de la torréfaction : il dit que ce gonflement tient à l'expansion que subit, sous l'influence de la chaleur, un sel à double base contenu dans le périsperme de chaque grain, qu'il nomme *chloroginate de caféine et de potasse,* composé d'un acide appelé *chloroginique* à cause de sa couleur verte, et de deux bases, dont l'une organique, la caféine ; l'autre minérale, la potasse. Ce sel se gonfle de neuf fois son volume à une température de 250 degrés ; il se décompose, et laisse à nu la caféine, corps blanc cristallisé. La caféine, dans ce sel, est dans la proportion de 30 pour 100. Il importe d'obtenir une pareille décomposition pendant la torréfaction, afin de pouvoir entraîner la caféine par l'infusion.

Le thé se trouve à peu près dans le même cas que le café ; il agit sur le cerveau et l'estomac de la même manière et peut être permis dans les mêmes circonstances. Il est, comme lui, très nutritif, à cause de sa base alcaline, la théine, qui est, comme la caféine, très azotée.

TABLE.

—